産業保健と看護 別冊

メンタルヘルスケアを「見える化」する
心のエネルギーの マネジメント
日々の対応・面接に自信がつく！

楠本 朗
楠本労働衛生コンサルタント事務所 代表
精神科専門医 産業衛生専門医

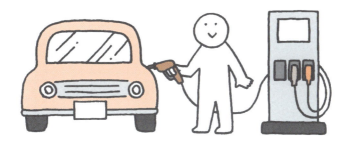

MCメディカ出版

はじめに

　この本を手に取られたあなたは、産業保健スタッフの方でしょうか？　人事・労務の方でしょうか？　はたまたメンタルヘルス不調の部下を抱えた上司の方でしょうか？

　お手に取られた時点で、すでにメンタルヘルスケアに対して関心をお持ちだと思います。本書は基本的に、産業保健スタッフがメンタルヘルスケアのために行う面接技法について書かれたものですが、人事・労務、上司の方にもお役に立てる部分はあると思います。

　産業保健スタッフが行うメンタルヘルスケアの対応については、厚生労働省の示す「労働者の心の健康の保持増進のための指針」に関しては「職場における心の健康づくり」というリーフレットがあります。「心の健康問題により休業した労働者の職場復帰支援の手引き」にも、同じタイトルのリーフレットがあります。ストレスチェックに対しては「労働安全衛生法に基づくストレスチェック制度実施マニュアル」が出されています。ですので、それらをご覧になれば、何をするのかという知識は身につきます。ただ、知識があるということと、産業保健という実践の場で対応できるということには大きな隔たりがあります。手引きやマニュアルには、面接で具体的に何をどう話すかという実践知が欠けているからです。

　医療系の国家試験に合格したからといって、臨床の場で即座に対応できるわけではありません。国家試験に合格しているから知識はあるはずなのに、即座に実践へ応用が利かないのはなぜなのでしょう。これは当たり前の話で、知識と実践を結び付けるトレーニングがなされていないからです。そのため、国家資格を取ったばかりの医療従事者に対しては、臨床の現場で知識と実践を結び付けるトレ

ーニング期間が設けられています。

　一方、産業保健の場合はどうでしょうか？ 保健師の資格を取り、産業看護職に就くと決めて、体系的にトレーニングを受けましたか？ 特にメンタルヘルスケアに関して、どう面接を行うのか、どう判断するのか、明確な方法論は確立されているとは言えません。多くの方が個人個人で実践を積みながら学んでいくという設定になっているのではないでしょうか。

　本来、実践知は実践の場で学んでいくものであり、どこまで紙ベースで学べるかという問題はあります。ただ、どのようにするのかというパターンを知ることは、本からでもできます。

　一例ですが、メンタルヘルス不調者に対してよく「無理をしないで」と声掛けすると思います。この「無理」とは何かを言語化できますか？ あなたの思っている「無理」という状態は、目の前のメンタルヘルス不調者の方と共有できているでしょうか？ 本書では言語化する方法、共有する方法を、一つのパターンとして提示しています。

　この本がメンタルヘルスケアに対する面接技法の一つとして、みなさまのお役に立てれば幸いです。

　2024年 10月

楠本　朗

Contents

はじめに……iii

第1章 メンタルヘルスケアが難しいのはなぜ？

1. メンタルヘルスケアにおける産業保健スタッフの役割 —— 2
2. メンタルヘルス不調の把握の難しさ —— 4
3. 心のエネルギーという概念 —— 6
4. エネルギーを枯渇させないために —— 12
5. 心のエネルギーのマネジメントのサポート —— 15

    コラム　ジャネの予言……11
    　　　　単なる仮説では？……17

第2章 心のエネルギーのマネジメントとは

1. 心のエネルギーの見積もりトレーニングの順番 —— 20
2. 復職判定における心のエネルギーの見積もり —— 21
3. 業務の量と質を把握し調整する —— 24
4. 心のエネルギーメーターを作成する —— 27
5. エネルギー低下時の注意事項 —— 37
6. エネルギーの消耗を来しやすい考え方 —— 40
7. 復職判定終了時 —— 46
8. フォロー面接① —— 48
9. フォロー面接② —— 51
10. フォロー面接③ —— 55
11. フォロー面接④ —— 57
12. フォロー面接⑤ —— 59

コラム　生活記録表……23

業務の把握……26

「気分転換に外へ」は正しい？……35

完璧主義の上司……45

スキルトレーニングのタイミング……53

再休職したときの振り返り……61

第3章 専門医につなぐかどうかを見きわめる

1 専門医につなぐべきか求められる判断 —— 64

2 判断とは比較すること —— 66

3 もともととの比較（連続性の確認）—— 68

4 常識との比較 —— 71

5 「理解」に必要なニュートラルな姿勢 —— 73

6 心のエネルギー量の見積もり —— 75

コラム　もともとどうだった？……70

過剰な了解を慎み、過剰な説明を警戒する……74

専門医に紹介するタイミング……78

脳内裁判絶賛審理中！……80

第4章 心のエネルギーのマネジメント活用事例

1 限界を否認するケース —— 84

2 ゴール未確定でエネルギーを枯渇させたケース —— 91

3 躁状態でも治療を嫌がるケース —— 97

4 幻覚妄想を認めるケース —— 103

⑤ ADHDのケース——109

⑥ 介護問題を抱えたケース——116

⑦ 「考えなさい」といっても考えないケース①——124

⑧ 「考えなさい」といっても考えないケース②——133

コラム　アラフィフの否認……90

　　　　上司の不安マネジメント……95

　　　　抗うつ薬の効果をどう説明する？……101

　　　　自他を区別するシールド……108

　　　　上司の評価スタイル……113

　　　　「期待」という怒りの原因……122

　　　　上司の教育スタイル……129

　　　　「はあ」と答える若者……131

　　　　主治医への情報提供依頼書……136

第5章　メンタルヘルスケアにおける面接とは

① メンタルヘルスケアにおける3つの業務——138

② 面接方法に正解はある？——142

③ 面接する環境は適切ですか？——146

コラム　マネジメントシステム……141

　　　　メーカーの「3つの質問」……144

　　　　メンタルヘルスケアのだいご味……149

引用・参考文献……151

おわりに……153

執筆者紹介……155

第**1**章

メンタルヘルスケアが難しいのはなぜ？

1 メンタルヘルスケアにおける産業保健スタッフの役割

　職場におけるメンタルヘルス不調者は増加の一途をたどっており精神障害の労災補償状況も増加傾向を認めています。このような状況において、メンタルヘルスケアにおける産業保健スタッフの重要性は増すばかりです。

　職場におけるメンタルヘルスケアについては、厚生労働省『労働者の心の健康の保持増進のための指針』[1] において、「セルフケア」「ラインによるケア」「事業場内産業保健スタッフ等によるケア」「事業場外資源によるケア」の4つのケアが継続的かつ計画的に行われることが重要であるとされており、同時に事業場内の関係者が相互に連携し、以下の取り組みを積極的に推進することが効果的であると述べられています。

　①メンタルヘルスケアを推進するための教育研修・情報提供

　②職場環境の把握と改善

　③メンタルヘルス不調への気づきと対応

　④職場復帰における支援

　このうち「③メンタルヘルス不調への気づきと対応」における産業保健スタッフの関わりは、メンタルヘルス不調者本人からの面接希望、もしくは上司からの面接依頼を受けて行われることになります。また、ストレスチェック後に高ストレス者が面接指導の申し出を行った場合や、長時間労働者から面接指導の申し出があった場合も、産業医や産業保健スタッフが面接により状況を確認することになります。

「④職場復帰における支援」に関しては、厚生労働省『心の健康問題により休業した労働者の職場復帰支援の手引き』[2]により、次の5つのステップが職場復帰支援の流れとして提示されています。

　　ステップ1　病気休業開始および休業中のケア

　　ステップ2　主治医による職場復帰可能の判断

　　ステップ3　職場復帰の可否の判断および職場復帰支援プランの作成

　　ステップ4　最終的な職場復帰の決定

　　ステップ5　職場復帰後のフォローアップ

　産業保健スタッフが関わることになるのはステップ3・4・5においてですが、重要なのは「ステップ3　職場復帰の可否の判断」です。主治医が復職可能と判断しても、職場巡視などで業務内容を把握している産業医が復職可能に達していないと判断した場合、その産業医の意見を職場が受け入れれば、休業が続くことになります。つまり、面接により、産業医は主治医とは異なる判断を出す可能性もあるわけです。

　このように見ていくと、メンタルヘルス不調者と産業保健スタッフとの面接が、いかに重要かがわかります。労働者が業務を行ってもメンタルヘルス的に問題ないかどうか、産業保健スタッフが面接により判断を下すからです。

　復職後の対応に対しても、長時間労働者の面接に対しても、ストレスチェック後の面接に対しても、手引きやマニュアルが作成されています。にもかかわらず、メンタルヘルス不調者との面接に「あまり自信がない」と訴える産業保健スタッフは決して少なくありません。なぜなのでしょう。

2 メンタルヘルス不調の把握の難しさ

　足を骨折した場合を考えてみましょう。足全体がギプス固定されていれば、誰が見ても骨折していることがわかります。ギプスが足全体に巻かれている場合、階段の上り下りはできません。職場にエレベーターがなければ、通常は上の階で仕事をしていても1階の部屋で仕事をするように、産業保健スタッフに確認するまでもなく職場は配慮するでしょう。骨折とは医療に関わる出来事ですが、医療従事者ではない職場の人がなぜ判断できるのでしょうか。

　これには2つのポイントがあります。まず、骨折してギプス固定された場合、一目で「この人は骨折している」と、医療従事者でなくとも病態を判断することができます。次に、自分自身がギプス固定された経験がなくても、「とても階段を上るのは難しい」と、誰でも一目で判断できます。そのため、病気の状態とそれに対する対応が、医療従事者でなくともすぐにわかります。

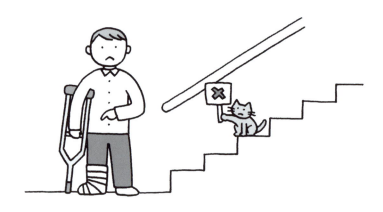

感染症の場合はどうでしょうか。発熱した人が病院を訪れた場合、自覚症状を聞き取るとともに採血を行います。そこで白血球やCRPなどの値を確認し、患者さんの置かれている状態を採血データという視覚化された状態にすることで、感染しているかどうか、抗菌薬を投与するかどうかを判断します。胸部X線撮影も肺の状態が画像の形で視覚化されます。視覚化されたデータで判断するわけです。

一方、メンタルヘルス不調の場合はどうでしょうか。採血データや画像所見を利用して診断を確定するという状態には、今のところ至っていません。つまり、視覚化されたデータでは判断できず、本人の訴えから判断することになります。この、メンタルヘルスの状況を視覚化できないということが問題になります。

メンタルヘルスのもう一つの問題は、正常と病気の境目が明確でないことです。誰しも気分に波はあります。嫌なことがあれば落ち込みます。憂うつで意欲が出ない日もあります。では、うつ病の患者さんの抑うつ気分や意欲低下とはどう違うのかと問われて、明確に答えることができるでしょうか。重いうつ病であれば見た目でもわかります。会話していても頭が回りませんから、返事が返ってこないなど行動でわかります。つまり視覚情報でわかります。しかし、うつ病になりかけている状態では、健康なときの落ち込みとの線引きをどこですればいいのか迷うことになります。

メンタルヘルスケア対応に自信が持てない理由、それは視覚化できる客観的なバイオマーカーがないことに尽きます。そのため「ここからは異常データである」といった線引きが不明瞭になります。採血データや画像所見といった客観的データとはいかないまでも、なんとか対象者のメンタルヘルスの状態を視覚化、イメージ化する方法はないものでしょうか。

第1章　メンタルヘルスケアが難しいのはなぜ？

❸ 心のエネルギーという概念

　自動車を運転する際、ガソリンの残量はガソリンメーターを見れば把握できます。ガソリンの残りが少なく、エンプティランプが光れば、近くのガソリンスタンドを探して給油します。

　心のエネルギーがとても低下した状態をうつ病と考えると、心のエネルギーもガソリンメーターと同じように視覚化できれば、自分の状態を把握することができます。心のエネルギーを枯渇させる前に休息を取らなければならないと把握できます。しかし、現時点でそのような心のエネルギーメーターは開発されていません。心のエネルギーを正確に数値化できないまでも、ガソリンメーターのように視覚化、イメージ化できないものでしょうか。

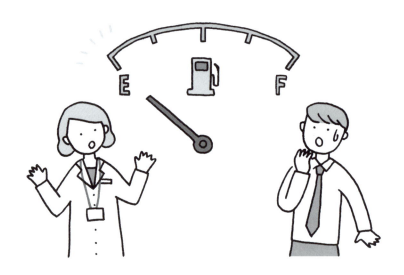

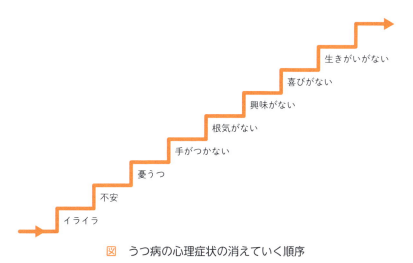

図 うつ病の心理症状の消えていく順序

（文献3より転載）

　精神科医の笠原嘉先生は、うつ病の人が慢性期になれば、誰でも自分はどの程度良くなったのか、あとどれぐらいしたら仕事に就けるのかを知りたがるため、うつ病の回復する過程について、イライラ→不安→憂うつ→手がつかない→根気がない→興味がない→喜びがない→生きがいがない、と時間の経過とともに症状が消えていく順番を図として作成し、病人にとって回復過程のどの位置に今いるのか、海図上で示すことを提案しています[3]。そして、この図をピエール・ジャネやアンリ・エーの心理的エネルギー論、心理的水準論の理論に立脚して作成したと述べています[4]。この図は、心のエネルギー残量の回復に伴って消えていく症状の順番が決まるという仮説のもと、作成されたと考えられます。

心のエネルギー残量の回復に伴って消える症状が決まるのであれば、別の見方をすると、うつ病になる過程において、すなわち心のエネルギーが低下していく過程において、エネルギーの低下量によって出現する症状が決まるという仮説も成り立ちます。例えば、「メンタルヘルス不調を感じ始めて最初に出現した症状が食欲低下で、次第に不安がどんどん強まり、さらにいてもたってもいられなくなるという焦燥感が出てきて、ついには怒鳴りたい衝動にかられ実際に怒鳴ってしまい、休職となった」という場合を考えてみましょう。時間の経過とともに心のエネルギー残量が低下していくので、図のように出現する症状の順番で心のエネルギー低下量を見積もることができます。すなわちイメージ化することができます。これは心のエネルギーメーターと言っていいのではないでしょうか。

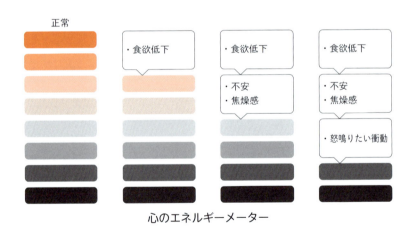

心のエネルギーメーター

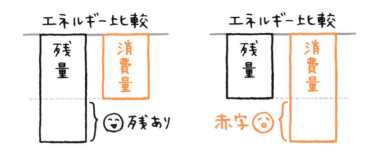

　この人が再びメンタルヘルス不調を呈した場合、心のエネルギー低下に伴って前回と同じパターンで症状が出現するなら、少なくとも不安、焦燥感が出現した段階でしっかり休息を取り、エネルギーをためることが必要です。そうすれば、怒鳴りたい衝動という症状が出現するまでのエネルギー低下を食い止めることができます。この心のエネルギーメーターを対象者自身が意識することで、再発を予防することができます。

　産業保健スタッフは、メンタルヘルス不調が疑われる労働者と面接して、眠れているか、食欲があるか、さらには不安、抑うつ気分、意欲低下がないか、症状を確認していきます。しかし、産業保健スタッフは専門医（精神科医・心療内科医）ではありません。診断、治療は求められていません。症状の有無を確認するのは、労働者が業務に就いても問題ない状態なのかどうかを判断するためです。業務負担というエネルギー消費に対し、十分なエネルギー残量があるかどうかを見積もっているのです。つまり、症状を聞くことで、心のエネルギーのマネジメントのサポートを行っていると言っていいでしょう。同じ症状を聞くにしても、心のエネルギーという概念を意識することで、より業務負担というエネルギー消費とのバランスが明確になるのではないでしょうか。

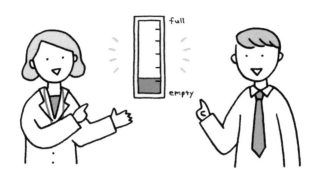

　産業保健スタッフが心のエネルギー低下をなんとなく見積もり、「無理しないでください」とメンタルヘルス不調者に伝えても、どういう状態が「無理」なのか対象者はわからず、また「無理」を続けるとどうなるかもよくわからないため、結果、対象者は「無理」をして心のエネルギーを枯渇させ、再休職となるリスクがあります。「前に休職に至ったとき、『怒りの衝動が強まっていた』と訴えていましたが、今、怒りっぽくなっているとおっしゃいました。かなりエネルギーが低下していると考えられます」と、心のエネルギーメーターを見せながら伝えれば、メンタルヘルス不調者本人も説明に納得できます。

　本書の序文で、「無理」を言語化することができますか？という質問を挙げましたが、心のエネルギーが落ちている、そのサインである症状が出現しているにもかかわらず、さらにエネルギーを消耗させようとする行為が「無理」だというのが答えになるでしょう。心のエネルギーを数値化することはできませんが、心のエネルギーメーターという形でイメージ化できれば、対象者の心のエネルギー残量を見積もり、エネルギー枯渇のリスクを対象者自身と共有することができます。

ジャネの予言

7ページで紹介した、笠原の「うつ病の心理症状の消えていく順序」の図[3]は、フランスの精神医学者ピエール・ジャネ（1859-1947）の心理的エネルギー論に立脚しているとのことでした。

ジャネは「いつかは精神にも予算と貸借対照表とを作れる日が来るだろう、ちょうど今、会社が作っているように。今でも、精神科医は、（患者の）乏しい内的資産を活用して無駄な支出を避け、労力を必要な一点に向かって集中させることはできるはずである。そうすれば精神科医はこれまでよりもうまく、患者にその内的資産を増やし、その精神を豊かにすることを教えられるであろう」と予言しました[5]。

心のエネルギーの貸借対照表は、実は精神科医よりも、エネルギー消費となる業務内容を把握している産業保健スタッフにこそ作れるのではないかと個人的には思っています。

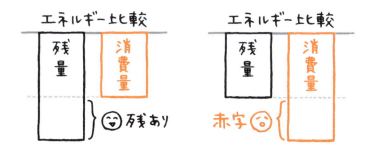

④ エネルギーを枯渇させないために

　心のエネルギーを枯渇させることなく働き続ける状態を維持するためには、心のエネルギーメーターを作るだけでは不十分です。何が必要なのか、車の運転で考えてみましょう。車の運転においてガス欠にならないためには、以下のステップが必要になります。
・車にガソリンメーターがついている
・メーターを定期的にチェックする習慣が身についている
・アクセルを踏み過ぎない（特に残量低下時）
・ガス欠になる前に給油する

　ガソリンメーターがあっても確認をしなければ、ガス欠になって初めて給油が必要だったことに気づきます。またエンプティランプがついてガス欠になりそうだとわかっていても給油せず走り続ければ、当然ガス欠になります。ガス欠にならないためには、上記のいずれのステップも欠かすことはできません。

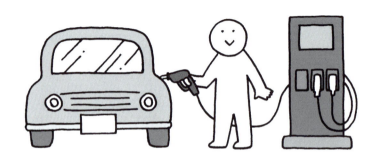

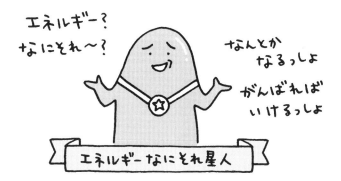

　では、心のエネルギーが枯渇しないためにはどうすればいいのでしょうか。以下のステップが必要になります。

・心のエネルギーは有限だと知る
・心のエネルギーメーターを知る
・症状が出たときに無視せず、心のエネルギーメーターからエネルギー残量を見積もる習慣が身についている
・どういうときにアクセルを踏み込む傾向があるかを知る
・エネルギー残量が少ないときは休息する

　「心のエネルギーは有限だと知る」と聞いて、当たり前ではないかと思われたでしょうか。ところが実際には、みなさん全く有限だとは考えていません。「頑張ればなんとかなる」「まだまだ頑張りが足りない」と考えます。どんなに頑張ろうと思っても、心のエネルギーは有限なため、その頑張りには限度があるという発想にそもそも至らないのです。うつ病など、一度心のエネルギーを消耗し尽くして初めて、心のエネルギーには限りがあると気づく人が多いのです。

第1章　メンタルヘルスケアが難しいのはなぜ？

「どういうときにアクセルを踏み込む傾向があるかを知る」も、車の運転では出てこなかった一文です。運転の場合、ガソリンが減りエンプティランプが光ったら、アクセルを踏み込まないようにしてガソリンスタンドまで走ることがガス欠にならないために求められます。ところが、心のエネルギーが低下した場合、主に焦りから、本来アクセルを緩めるべきところを、逆にアクセルを思いっきり踏み込む走り方（働き方）をするのです。心のエネルギーを枯渇させないためには、このエネルギー低下時の心理特性を知っておくと同時に、実際にエネルギーが低下したときにはアクセルを緩めるという行動も求められます。

5 心のエネルギーのマネジメントのサポート

　メンタルヘルスケアとして、心のエネルギーを枯渇させることなく働き続ける状態のサポート、つまり心のエネルギーのマネジメントのサポートを実践するために、産業保健スタッフに求められるスキルとはどのようなものでしょうか。

> 1　対象者の心のエネルギーを見積もることができる
> 2　対象者自身が心のエネルギー量を見積もることができるよう
> 　指導することができる
> 3　対象者の心のエネルギーの燃費を改善するよう
> 　行動変容を促すことができる

ということになると思います。
　あれ？ これをご覧になって何かお気づきになりませんか？ 肥満の方にダイエットの指導を行う場合を考えてみましょう。
　①対象者の健康状態を把握することができる
　②対象者に健康状態の把握の方法を指導することができる
　③運動指導や栄養指導を通じて対象者に行動変容を促すことができる
　基本的に、状態を把握して、状態が良くなるようにアドバイスし、良い状態を継続するよう行動変容を促すという点において、メンタルヘルスケアもダイエット指導も同じです。ただ、肥満の場合にはBMIや肝機能、中性脂肪など健康診断の結果から、誰が見てもわかる数字で表されるため、先述したスキルの①②を簡単にクリアすることができます。この点がメンタルヘルスケアと大きく違います。

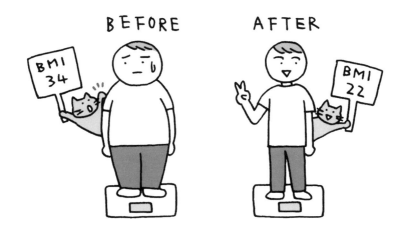

　また、対象者に心のエネルギーという概念そのものがないこと、エネルギーが低下すればするほどアクセルを踏み込んでさらなるエネルギー低下を来すなど、メンタルヘルス特有の問題点があることも、ダイエット指導とは異なる点になります。
　BMIのように数値化されないメンタルヘルスの状態は、心のエネルギーという概念を用いることで視覚化、イメージ化できます。メンタルヘルス特有の問題点について、次の章でさらに見ていきましょう。

単なる仮説では？

　心のエネルギーメーターは、心のエネルギー低下量によって出現する症状が決まるという仮説に基づいて作成します。この「心のエネルギー低下量によって出現する症状が決まる」という仮説は、エビデンスも何もない、単なる仮説ではないかと思われるかもしれません。その通りです。ただ、それでもかまわないと思っています。というのも、メンタルヘルスケアにおける面接は何のために行うのかと言いますと、産業保健スタッフが対象者の状態を把握して、対象者の状態が良くなるようにアドバイスし、良い状態を継続するよう対象者に行動変容を促すためです。対象者が自分自身のメンタルヘルスの状態を把握し、メンタルヘルス不調にならないよう注意することができるようになることがゴールです。つまり、対象者が産業保健スタッフの説明に納得することが求められます。

　「心のエネルギー低下量によって出現する症状が決まる」という仮説により、対象者のメンタルヘルスの状態を心のエネルギーで説明していくことができます。心のエネルギーという概念を用いることで、車のガソリンに例えることができるのです。調子が悪いのに頑張って働こうとしている状況に対して、「エンプティランプが光っているのにアクセルを思い切り踏んでいます。ガス欠になりますよ」と注意することができます。この説明で、対象者も自分がリスクの高い行動を取っているとイメ

ージすることができます。産業保健スタッフの説明に納得することができます。

　もちろん、うつ病を再発して、必ず前回と同じ症状が同じ順番で出るとは限りません。しかし、「心のエネルギー低下量によって出現する症状が決まる」という仮説をもとに、各対象者の心のエネルギーメーターを作成すると、状況把握の一つの目安になります。産業保健スタッフと対象者との間で共通のバロメーターが、評価尺度ができるのです。これは面接において双方にとって役立つものだと考えます。

　したがって、仮説ではありますが、「心のエネルギー低下量によって出現する症状が決まる」という考え方は面接において有用であり、それに基づいてメンタルヘルスの状態を心のエネルギーで説明していきましょうというのが、本書の主旨になります。

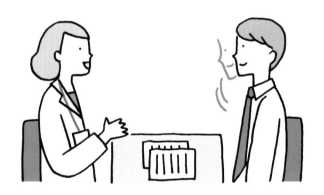

第2章

心のエネルギーのマネジメントとは

① 心のエネルギーの 見積もりトレーニングの順番

　第1章で、心のエネルギーマネジメントのサポートのため、産業保健スタッフに求められるスキルとして、次の3つを掲げました。

　1　対象者の心のエネルギーを見積もることができる
　2　対象者自身が心のエネルギー量を見積もることができるよう
　　　指導することができる
　3　対象者の心のエネルギーの燃費を改善するよう
　　　行動変容を促すことができる

　まずは「①対象者の心のエネルギーを見積もることができる」のスキルトレーニングから考えていきましょう。心のエネルギーの見積もりには、大きく2種類あります。

　A　すでに診断がついている場合
　B　まだ診断がついていない場合

　Aは治療が必要なほどエネルギーが低下した状態にあると主治医がすでに認めた状態です。Bはストレスチェック後の面接や本人希望の面接で、主治医の診断なく産業保健スタッフが初めて心のエネルギーを見積もる場合です。心のエネルギーの見積もりトレーニングとしては、Aのほうがハードルが低いことになります。

　メンタルヘルス疾患で休職していた方の復職判定ならびにその後のフォローの状況で、これまで取り組んでこられた内容を、心のエネルギーをどう見積もるかという観点から見直してみましょう。

② 復職判定における心のエネルギーの見積もり

　メンタルヘルス不調で休職していた労働者が、主治医の「職場復帰可能」の診断書を職場に提出し、実際に職場復帰可能かどうかを判断する、復職判定の面接を考えていきましょう。

　最初に確認すべきことは、本人に復職の意思があるかどうかです。当然、復職の意思があるからこそ復職判定の面接に出てきていると思われますが、確認しましょう。復職への意思が曖昧な場合は、その理由を確認しましょう。理由が症状に基づくものであれば、対象者本人が主治医ともう一度話し合い、本当に今が復職すべきタイミングなのか、確認する必要があります。

　みなさんは職場復帰判定にあたり、「生活記録表」を利用されていますか？　生活記録表で何を確認しているかと言いますと、職場復帰に必要な最低限の心のエネルギーがたまっているかどうかを確認しているのです。復職の意思がある場合、心のエネルギーが消耗しきった状態で休職に至った労働者が、働くのに十分な心のエネルギーがたまったかどうかを確認します。生活記録表で、就業に間に合う時間に起床できているか、就業時間にあたる日中の時間帯において臥床することなく軽作業ができているかを確認しましょう。体力を確認しているだけではないかと思われるかもしれません。しかし体力がどんなにあろうとも、不眠、意欲低下など心のエネルギー低下が著明な状態にあれば、この条件はクリアできません。心のエネルギーがたまっているからこそ、起きるべき時間に起きることができ、日中臥床しない状態を維持できるのです。

第2章　心のエネルギーのマネジメントとは

対象期間： 　　年　　月　　日　～　　年　　月　　日

氏名：　　　　　　　　　　　　　　　　　　　　　　　　　No._____

時間	記入例 ○月□日 水曜日 活動内容	月 日 曜日 活動内容	月 日 曜日 活動内容	月 日 曜日 活動内容	月 日 曜日 活動内容	月 日 曜日 活動内容
1：00	睡眠					
2：00						
3：00						
4：00						
5：00						
6：00	起床 朝食					
7：00						
8：00						
9：00	運動					
10：00	（○○スポーツ）					
11：00						
12：00	昼食					
13：00						
14：00						
15：00	図書館					
16：00						
17：00	買い物					
18：00	家事手伝い					
19：00	夕食					
20：00						
21：00						
22：00	就寝					
23：00	睡眠					
0：00						
備考	起床はスッキリで、昼間の図書館でも集中してた。起床から。食欲あり。					

備考欄には、当日の体調や感じたこと、お薬の内服状況や睡眠などについても自由に記入いただけます。

図　標準的な生活記録表

（文献6より作成）

コラム

生活記録表

　生活記録表について、産業医に対して行ったアンケート調査があります[6]。復職判定において、生活記録表を使用する者、未使用の者いずれも、復職判定時の最重視事項として就労継続の可能性と職場復帰の意欲が挙げられ、さらに使用者では規則正しい睡眠リズムが挙げられていました。また、難波は、生活記録表を用いた復職判定を盛り込んだ復職支援プログラムを導入したことにより、出社継続率が91.6％に改善したと報告しています[7]。まだ復職判定に生活記録表を利用されていない産業保健スタッフの方は、活用をぜひご検討いただければと思います。

　また、先の産業医へのアンケート調査[6]で、生活記録表は2週間つけるべきだとされていますが、産業医が嘱託の場合など、2週間分のデータを集めるのが難しい場合もあります。しかし、最低でも1週間分はデータがないと、本当にエネルギーがたまったかどうかの判定は難しいと考えられます。月曜から金曜の平日5日間、始業時刻に間に合うように起床できているか、就業時間に該当する時間に臥床していないかを確認しましょう。

第2章　心のエネルギーのマネジメントとは

③ 業務の量と質を把握し調整する

　次に、職場復帰した後、対象者が担当することになる業務の消費量を見積もり、それに対応できるだけの心のエネルギーがたまっているかどうかを確認します。事務職であれば、書類を読む作業は必須です。頭が回らず、文字が頭に入ってこないという状態では、とても仕事になりません。復職にはまだ早いと判断します。頭が回る状態かどうかを確認しましょう。工場などの現場業務の場合も、業務内容を具体的に聞き、常に行わなければいけない作業が何かを確認し、その作業が問題なくできるかを確認しましょう。面接の時点で「自信がない」と言うのであれば、なぜ自信がないのかを確認し、理由が症状に起因する場合、本当に職場復帰しても問題ないのか、主治医ともう一度話し合うよう促す必要があります。

　復職してすぐに心のエネルギーがガス欠にならないよう、業務量や業務の質を調整するのは、車で例えると、走行する道を調整することにあたります。業務量はそのまま走行距離に相当します。走行距離が長ければ長いほど、ガス欠のリスクが高まります。ほどほどの走行距離で運転に慣れることを最初は目指します。

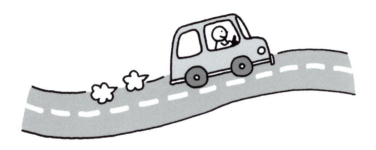

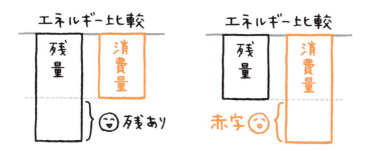

　業務の質は、道が平らなのか、あるいは山道などの傾斜のある道なのかどうかにあたります。傾斜があればあるほど車の燃費は悪くなり、ガソリンを消耗します。心のエネルギーも同じです。復職後はまず、平らな道に該当する業務から関わっていく必要があります。例えば、営業で、極めて細かい要求を繰り返す顧客に疲弊した結果、心のエネルギーが枯渇し休職になったなど、エネルギーの枯渇の理由が業務内容にある場合には、その業務からは外すよう、上司に求めることになります。

　ここまでのプロセス、すなわち心のエネルギー量の確認と、エネルギー消耗を来さないようにする業務量・質を確認した上で産業医は職場に残業禁止、夜勤禁止といった就業制限、もしくは要配慮の意見書を書くことになります。

　ここまでのプロセスは、産業保健の現場でみなさんが常日頃なさっていることでしょう。心のエネルギーの観点からこの通常業務を見直しますと、復職する対象者の心のエネルギーの残量の見積もりと、これから業務に復帰した際のエネルギー消費量の見積もりを天秤にかけ、残業ありの通常業務という設定であればエネルギー消費量が大き過ぎると判断し、就業制限という形で消費エネルギーを軽減する措置を取っていることになります。

第 2 章　心のエネルギーのマネジメントとは

業務の把握

　産業保健スタッフが心のエネルギーのマネジメントのサポートを実施するためには、労働者の業務内容をしっかり把握しておくことが求められます。

　自分が産業保健スタッフとして関わる会社が、その業界の中でどういう立ち位置にあるのか、会社は経営的にどういう状況にあるのか、労働者は足りているのか、新規採用募集をかけて人が集まる状況なのか、既存の業務のみでは行き詰まる可能性が考えられ、会社を挙げて新規事業開拓に取り掛かっているのかなど、全て労働者一人ひとりの業務負担に関わる内容になってきます。

　同時に、対象者が担当している業務に対し、どういうモチベーションで取り組んでいるかも、エネルギー消費量に影響を与えます。やりたい仕事に従事できてワクワクしているのか、想定外の業務を割り振られて不安な状態なのか、今やっている仕事は嫌で仕方がないのかを確認しましょう。

　心のエネルギーを枯渇させないためには、対象者の心のエネルギーがどの程度かを見積もると同時に、対象者の担当する業務がどの程度エネルギーを消費するのかの見積もりも、極めて重要になります。対象者の置かれている環境、業務内容について職場巡視などを通じてしっかり情報を集めておき、エネルギーの消費量を見積もることができるようにしておきましょう。

4 心のエネルギーメーターを作成する

　ここからのステップは、再発予防対策です。心のエネルギーを枯渇させることなく働き続ける状態とは、車で例えるとガス欠にならない状態です。そしてガス欠にならないためには、ガソリンメーターをチェックしなければなりません。

　しかし、実際には心のエネルギーメーターは存在しません。何がメーターになるのかといえば、症状です。だから症状を聞くのですが、聞き方にはコツがあります。エネルギー低下に伴ってどういう症状が出てきたのかを、時系列で聞いていきます。

　まず、「今から振り返って、調子が悪くなり始めたとき、最初に出た症状は何でしたか？」と聞きましょう。対象者が「調子が悪くなり始めた最初のころ、何度も目が覚めるようになりました。そして一度目が覚めるとなかなか寝付くことができませんでした。同時に食欲も落ちていきました」と回答した場合、エネルギー低下の初期段階に出現する症状は「不眠」と「食欲低下」ということになります。

　その後、さらに調子を崩すに伴いどうなっていったか、新たにどういう症状が出現したかを確認していきます。「次第に、会社に行って仕事をしていても、どうも頭が回らないと感じるようになりました」という回答が得られた場合、症状としては「思考制止」となります。ここで思考制止という精神医学用語が出てこなくても問題ありません。「頭が回らない」を症状と捉え、その症状をエネルギー低下のサインとして対象者と共有することができれば OK です。

第 2 章　心のエネルギーのマネジメントとは

対象者に聞いても、症状を覚えていないということもあります。その場合、産業保健スタッフから「こういう症状はなかったか」を具体的に聞いていくことになります。具体的な症状を思いつくことができないですって？ 心配ありません。症状の一覧があります。

表　職業性ストレス簡易調査票（部分）

1.　活気が湧いてくる …………………… 1　2　3　4
2.　元気がいっぱいだ …………………… 1　2　3　4
3.　生き生きする ………………………… 1　2　3　4
4.　怒りを感じる ………………………… 1　2　3　4
5.　内心腹立たしい ……………………… 1　2　3　4
6.　イライラしている …………………… 1　2　3　4
7.　ひどく疲れた ………………………… 1　2　3　4
8.　へとへとだ …………………………… 1　2　3　4
9.　だるい ………………………………… 1　2　3　4
10.　気が張り詰めている………………… 1　2　3　4
11.　不安だ………………………………… 1　2　3　4
12.　落ち着かない ………………………… 1　2　3　4
13.　ゆううつだ …………………………… 1　2　3　4
14.　何をするのも面倒だ…………………… 1　2　3　4
15.　物事に集中できない…………………… 1　2　3　4
16.　気分が晴れない ……………………… 1　2　3　4
17.　仕事が手につかない…………………… 1　2　3　4
18.　悲しいと感じる ……………………… 1　2　3　4
19.　めまいがする ………………………… 1　2　3　4
20.　体のふしぶしが痛む…………………… 1　2　3　4
21.　頭が重かったり、頭痛がする …… 1　2　3　4
22.　首筋や肩が凝る ……………………… 1　2　3　4
23.　腰が痛い……………………………… 1　2　3　4
24.　目が疲れる …………………………… 1　2　3　4
25.　動悸や息切れがする…………………… 1　2　3　4
26.　胃腸の具合が悪い …………………… 1　2　3　4
27.　食欲がない …………………………… 1　2　3　4
28.　便秘や下痢をする …………………… 1　2　3　4
29.　よく眠れない ………………………… 1　2　3　4

（文献 8 より転載）

表は「職業性ストレス簡易調査票」[8]の「B 心身のストレス反応」の項目です。対象者が症状を思い出せないときは、この症状を確認していくといいでしょう。ただし、この項目には思考制止にあたる「頭が回らない」が含まれていません。この症状はかなり出現頻度が高く、この症状が残存している場合、業務に支障を来しますので、確認されたほうがいいでしょう。対象者が「頭が回らない」という状態を今一つイメージできないようであれば、「文章を読んでいて、気づいたら同じ行ばかり読んでいるということはありませんでしたか？」「文章を一通り読んでも、内容が頭の中に全く残っていないということはありませんでしたか？」「会議に参加しても内容が頭に残らないということはありませんでしたか？」と、具体的に質問していくとよいでしょう。

　心のエネルギーが低下した場合、体のセンサーが過敏になることが、結構な頻度で起こります。エネルギーの低下で、普段は気にならない周囲の音がワサワサ感じられるという聴覚過敏を認めることがあります。また、痛みのセンサーが過敏になり、頭痛や腰痛などが出現するという人もいます。さらに、消化器が気になる、排尿が気になるなど、身体のさまざまな症状をセンサーが拾ってしまい、気になって内科などを受診するも、身体的に問題ないと診断されることがあります。

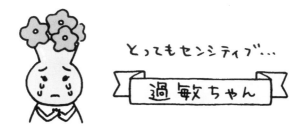

これらは異常値を拾うセンサーの閾値が心のエネルギーの低下に伴って下がり、エネルギーがたまっているときには拾わなかった痛みなどを拾う状態になったと言えます。心のエネルギーが低下した際、センサーが過敏になることがあるということは知っておきましょう。そして、面接の際に、日頃気になっていなかったことが、気になるようになっていたかどうかを確認するといいでしょう。それも心のエネルギー低下のサインです。先に挙げた「職業性ストレス簡易調査票」の「B 心身のストレス反応」の項目 20〜26 の「体のふしぶしが痛む」「頭が重かったり、頭痛がする」「首筋や肩が凝る」「腰が痛い」「目が疲れる」「動悸や息切れがする」「胃腸の具合が悪い」は、この過敏さが亢進したために出現する症状と捉えることができます。

　逆に、心のエネルギー低下に伴って、センサーが鈍くなるということもあります。今までであれば感じていたであろう痛みなどが気にならなくなる、気づかなくなる状態です。ただ、この状態は対象者本人が気づいていないので、聞き取りで明確にするのは難しいでしょう。まずはセンサーが過敏になっているかどうかを押さえていきましょう。

　「億劫感」「意欲低下」も確認しましょう。「最初は周囲の音がワサワサ感じるようになり、眠れなくなりました。次第に午前中やる気が出ない状態で億劫だなと感じていたのが、朝だけでなく一日中億劫になりました」という回答が得られれば、心のエネルギー低下の初期段階では聴覚過敏と不眠が出現し、当初は午前中だけ億劫という日内変動が認められていたのが、エネルギー低下に伴って午前中のみならず一日中億劫感が出現したということがわかります。ここで、エネルギーの回復過程で億劫さがどうなったか、確認すると

よいでしょう。「心のエネルギーの低下に伴い、午前中のみ億劫だったのが、一日中億劫になっていったのですね。では、エネルギーの回復過程はどうでしょうか？一日中億劫だったのが、夕方は動けるようになり、それが昼間から動けるようになり、ついには朝から動けるようになったということはありますか？」と聞きます。この質問の答えがイエスであれば、エネルギー残量と億劫さの出現時間に密接な関係があることがわかります。今後、朝の億劫さが出現した時点でしっかり休息を取り、エネルギーをためないと億劫さが増悪することがわかります。

　下の図を対象者に見せながら、「エネルギー低下のサインである症状が出現したら、これは無理をしているという状態になるため、早急に心のエネルギーをためなければいけない」と注意します。億劫感が出始めたら、かなり危険だと認識する必要があります。このように、エネルギー低下のサインである症状を意識し、低下のサインが出現した場合には、アクセルを緩めてエネルギー温存に努めることが予防になります。

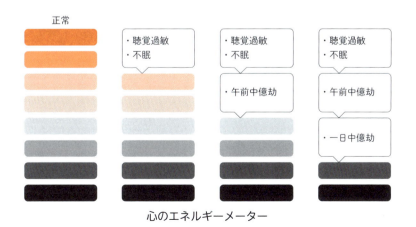

心のエネルギーメーター

「休職は主治医から勧められたからですか？ 自分から主治医にお願いしましたか？」も聞くといいでしょう。自分自身で限界を意識できたか、意識できずに働こうとしたがドクターストップがかかったのかは、今後、もしもエネルギー低下を来したとき、どういう行動に出る可能性があるのか、参考になります。

「最初は眠れなくなり、夜中に何度も目が覚めるようになりました。食欲も湧かなくて痩せていきました。次第に仕事をしていても頭が回らなくなり、億劫に感じるようになりました。億劫さは当初午前中でしたが、次第に一日中億劫になっていきました。休職を決めたのは、理由もなく涙が流れ出したからです。このとき『自分はやばい』と実感できました。主治医も『休職すべきだ』と言ったので、休職となりました」と過去を振り返った場合、次のような心のエネルギーメーターになります。思考制止、感情失禁などの精神医学用語を使うよりも、「頭が回らない」「突然流涙」などの、対象者にわかりやすい言葉で書くといいでしょう。

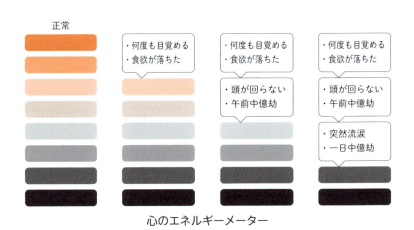

心のエネルギーメーター

このように、心のエネルギーメーターを明確にすることができれば、メンタルヘルス不調の状態を心のエネルギー低下に伴ってどうなるのか、具体的に視覚化することができます。これを車に例えると、ガソリンメーターになります。先の対象者の訴えは、わかりやすくするために時系列に沿って症状をまとめて記述しています。実際に心のエネルギーメーターを作成する場合には、対象者は自分の症状をバラバラに訴えてくるため、産業保健スタッフが面接において対象者から時系列に沿って（エネルギー低下の順に沿って）症状をしっかり聞き取っていくことが重要になります。

　また、紙やペンがなく、心のエネルギーメーターを描くことができない場合、必ず手でエネルギー量を示しながら、エネルギー低下に伴って出現する症状を説明することが重要です。

　心のエネルギーマネジメントのサポートのため、産業保健スタッフに求められるスキルとして挙げた3項目を思い出してください。

　1　対象者の心のエネルギーを見積もることができる
　2　対象者自身が心のエネルギー量を見積もることができるよう
　　　指導することができる
　3　対象者の心のエネルギーの燃費を改善するよう
　　　行動変容を促すことができる

　このうち「②対象者自身が心のエネルギー量を見積もることができるよう指導することができる」においては、いかに対象者に心のエネルギーを視覚化、イメージ化させることができるかがカギになります。心のエネルギー残量と症状の関係は図に描く、もしくは手でエネルギー残量を示しながら、エネルギー低下を来すとどの症状が出現するかを説明しましょう。

第2章　心のエネルギーのマネジメントとは

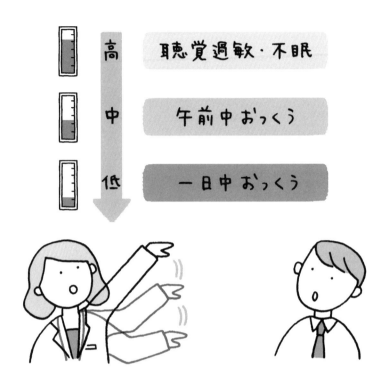

　この心のエネルギーメーターは「心のエネルギー低下量によって出現する症状が決まる」という仮説に基づいて作成されています。今後、心のエネルギーが低下していく際、必ず同じ症状が出現するというわけではありませんので、復職後に新たに症状が出現した場合には、その症状と心のエネルギーの低下との関係を確認する必要はあります。

「気分転換に外へ」は正しい？

　精神科臨床で、患者さんのご家族から「気分転換に外に連れ出そうと思います」とか、患者さん自身から「家族に勧められて気分転換に外に出かけたけど、疲れ果てた」などとうかがうことがあります。気分転換に外に出かけるという行為は、通常、われわれ自身も行います。部屋にこもってふさぎ込みがちで、意識が嫌なことばかりに向かうようであれば、外に出ることで意識を外に向け、停滞した気分を一掃しようとします。これは、外に出かけるというエネルギーを十分持っているからこそできる行為です。うつ病などで心のエネルギーが低下している状況で、外に出かけるだけのエネルギーがない状態で外出すれば、エネルギーがさらに枯渇してしまいます。

　では、「気分転換に外に出かける」エネルギーがたまったかどうか、どう見分ければいいでしょうか？　何かサインはあるのでしょうか？　私の考えは、本人が「退屈でじっとしているのがきつい」と感じるようになったときが、気分転換に外出OKのサインだと考えています。心のエネルギーが枯渇した状態では、何もする気が起こりませんから、一日中寝ています。エネルギーをためるためにもそれが重要です。そのとき退屈だとは感じません。感じることすらできないのです。

　しかし、エネルギーがある程度たまってくると、寝てばかりいることが逆に苦痛になり始めます。退屈だと感じ始めます。

退屈だと感じたときが、気分転換に外に出かけることに耐えられるエネルギーがたまったサインだと捉えています。

　もちろん、退屈だと感じて気分転換に外出したものの疲れ果て、翌日も寝たきりだったというのであれば、まだ外出は早かったということになります。外出が許容されるだけのエネルギーがたまったかどうかは、退屈だと感じ、外出して疲れても翌日に疲れを持ち越さないというのが目安だと考えています。

　われわれ自身、エネルギーがある状態のもと、気分転換に外に出かける効用を実感していますので、病気の人にも勧めがちですが、あくまで何もしないでいると退屈だと感じ、外出に足るだけのエネルギーがたまって初めて勧めるべきだと考えます。

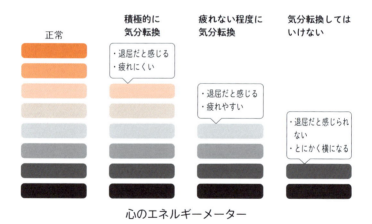

心のエネルギーメーター

❺ エネルギー低下時の注意事項

　産業保健スタッフは、心のエネルギーが低下した場合の一般的な心理特性についてもしっかり押さえて、対象者に説明できるようにしておく必要があります。車で例えると、ガソリンが減った場合、アクセルを踏み込まないようにしながらガソリンスタンドまで走っていくのが合理的判断です。ところが、心のエネルギーが低下した場合、主に焦りからアクセルを思いっきり踏み込む走り方（働き方）をするのです。その結果、一気にガス欠に進みます。

　例えば、もともと人の顔色ばかりうかがう人は、心のエネルギーが低下することで、ますます人の目を意識するようになります。何度も確認しなければ気が済まない強迫傾向のある人は、ますます強迫的になります。不安が強い人はますます不安が強くなります。このような、対人緊張、強迫、不安などの心理特性はもともと心のエネルギーを消耗しやすいのですが、心のエネルギーが低下すると、よりその心理特性が強まり、さらにエネルギーを消耗させる傾向が認められます。

　この状態になると、人によっては「自分が自分のパワハラ上司」となり、本来やるべきと自分が考えていることができていない自分を「情けない奴め」と自分で責め始めます。完璧主義の人であれば、心のエネルギー低下で「もっと完璧にしなければならない」という考えが強まります。しかし、心のエネルギーは低下しているので、自分の期待通り完璧にすることができません。そうすると「何をやっている、情けない奴め。もっときちんとしなければだめだろう」

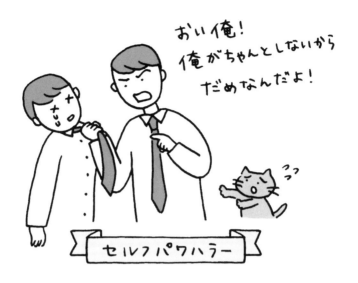

と自分で自分を責めるのです。そうでなくとも心のエネルギーは減っているところに、ダメ出しの攻撃が入るので、さらにエネルギーは低下します。低下するとますます「もっときちんとしなければ」という思いが強くなり……といった具合に負のスパイラルが発生します。読んでいるだけで息苦しくなってくるのではないでしょうか。ここに至ると一気に心のエネルギーは枯渇します。

　うつ病になった人、全てに負のスパイラルが発生するわけではありませんが、「自分が自分のパワハラ上司」になる人は、この負のスパイラルが生じやすいと言えます。したがって「自分が自分のパワハラ上司」になった対象者には、負のスパイラルの仕組みをしっかり説明し、パワハラ上司が出現したときは、かなり危険なときであることを説明します。そして、今後は「自分が自分のパワハラ上司」にならないよう、自分自身に過度な期待をしない訓練が必要であることを伝えます。パワハラ上司が出現し、自分でコントロール

できず、自分を責めることが止まらない場合、すぐ主治医に相談する必要があると伝えなければなりません。

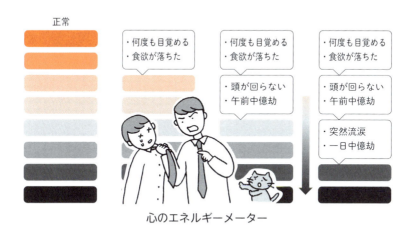

心のエネルギーメーター

6 エネルギーの消耗を来しやすい考え方

　このように、もともと心のエネルギーを消耗しやすい考え方の人は、心のエネルギーが低下することで、さらに消耗しやすくなります。したがって、うつ病の再発予防という観点からは、このもともとの考え方の燃費を上げたほうがよいことになります。

　ただ、産業保健スタッフがどこまで関わるのかという問題もあります。エネルギーを消耗する考え方を、消耗しない考え方に切り替えていくトレーニング方法は、正式には認知行動療法となり、専門家領域となります。産業保健スタッフは、「考え方の改善」にまで至らなくとも、「エネルギー消耗を来しやすい考え方や態度を知っておき、適宜アドバイスできる」は、ゴールにしていいのではないかと思っています。

　このようなことから、心のエネルギーのマネジメントのサポートのため、産業保健スタッフに求められるスキルとして挙げた、

> 1　対象者の心のエネルギーを見積もることができる
> 2　対象者自身が心のエネルギー量を見積もることができるよう
> 　　指導することができる
> 3　対象者の心のエネルギーの燃費を改善するよう
> 　　行動変容を促すことができる

このうち③は「行動変容を促すことができる」と設定しました。エネルギーの消耗を来す考え方にはさまざまなものがありますが、産業保健の現場でよく見られるのが、完璧主義によるエネルギー消耗

です。完璧主義の人は、自分自身に対して完璧を求めます。心のエネルギーが低下し、たとえそれが自覚できたとしても、決して人にエネルギーが低下した姿を見せようとしません。問題などないように演じます。心のエネルギーが低下していればいるほど、弱みを見せてはいけないと、平気なふりをします。だから上司にも同僚にもSOSが出せません。エネルギーが枯渇し、泣きたくなっていても、問題ないとばかり笑顔を振りまきます。この、実際にはエネルギーがないのに、全く問題ないかのように「演じる」という行為は、先の「自分が自分のパワハラ上司」になる場合と同じように、負のスパイラルが発生します。

　心のエネルギーが低下する→そんな姿は見せられないと元気なふりを演じる→ますます心のエネルギーが低下する→ますます元気なふりを演じようとする、これで一気に心のエネルギーが消耗します。人によっては、意識せずに演じている場合があります。実際にはエネルギーが枯渇しているにもかかわらず、反射的に人前では笑顔を見せたりします。本人自身が気づいていない場合、「心のエネルギーが低下したときに、元気なふりを演じていたら、一気に心のエネ

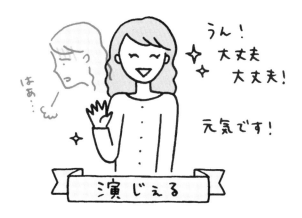

ルギーを消耗します」と、繰り返し説明することが重要です。

　また、完璧主義の人の中には、提出物などを抵抗なく出すことができない人がいます。なぜなら、出してしまうともう修正ができないからです。提出するときは、何度も繰り返し確認し、締め切りギリギリに出します。何度も何度も確認するわけですから、心のエネルギーは当然消耗します。確認が病的なレベルに至ると「強迫性障害」という病名がつきますが、病名がつかなくとも、何度も確認しなければ気が済まない人は、当然心のエネルギーの燃費が良い状態にあるとは言えません。そして、心のエネルギーの低下とともに確認行為は増え、さらに心のエネルギーを低下させます。

　完璧主義の理想は、締め切りのない「未完」の状態です。締め切るとそこで本当に完璧かどうかの評価が入ることになります。未完のままであれば評価されることはありません。完璧主義の人はきちんとしていて、締め切りを守るというイメージがありますが、中には「未完」状態による決断回避を行う人もいるということは知っておくとよいでしょう。

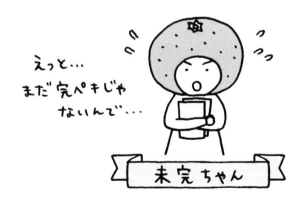

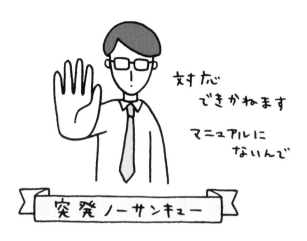

　完璧主義傾向にある人の中には、突発事態や変化への対処が苦手だという人もいます。通常のパターンとは違うパターンを突然求められると、完璧に対応できないからです。しかし、ビジネスの場面では往々にして突発事態が発生しますし、変化も求められます。誰しも突発事態への対応には苦労しますが、完璧主義の人は心のエネルギーをかなり消耗させることになります。そして完璧を求めますから、完璧にできない場合、自分が許せません。そうです、完璧主義の人は、前述した「自分が自分のパワハラ上司」になりやすいのです。

　このように、もともと完璧主義の人は、通常でも心のエネルギーの消費量が多く、燃費が良い状態にあるとは言えません。ガス欠になりやすいリスクを抱えていることになります。

　うつ病となり、職場復帰する場合、心のエネルギーが業務で消費されるエネルギー以上にたまっていれば、復帰は可能です。しかし、再発予防を考えると、心のエネルギーを消耗しない考え方や、燃費のいい考え方を身につける必要があります。ただ、完璧主義の人が

考え方を変えようと決意するのは、よほどうつ病になって懲りたという経験を経ないと、そもそも考え方を変えようと思うことがありません。なぜなら完璧じゃない自分は嫌いだからです。

　産業保健スタッフがどこまで考え方の燃費改善に取り組むかは、産業保健スタッフの置かれている環境（面接にかける時間が十分に確保できるか、産業保健スタッフ自身に相談できる相手がいるか、など）によりそれぞれだと思います。改善はできなくとも、再発予防のためには、考え方の燃費改善をしたほうがよいと知っておき、「この人の考え方の燃費はどうなんだろう」と考えながら面接することで、燃費改善のアドバイスはできるのではないでしょうか。

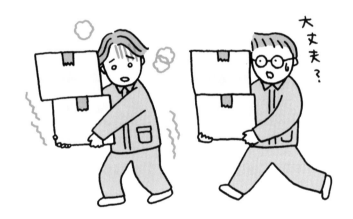

完璧主義の上司

　ここで気をつけなければいけないのが、莫大なエネルギーの持ち主で、完璧主義を貫いてもエネルギーが全く枯渇しない、スーパーマンが上司になった場合です。そのタイプの方は、業務を完璧にこなしても疲れ知らずで、プレイヤーとして優秀であり、その点が評価され、管理職になります。出世コースに乗っている方も多いかと思います（もちろん、このタイプの方は決断する不安回避法として「未完」を取ることはなく、ちゃんと決断を下していきます）。

　その方は、自分が莫大な心のエネルギーの持ち主で、特殊なスーパーマンであると自覚しておく必要があります。部下に自分がこれまでやってきたのと同じ働き方、同じエネルギー消費量を求めると、スーパーマンほどの心のエネルギーを所有していない部下は、エネルギーを枯渇させていきます。メンタルヘルス不調者が多く出る部署で、ときにこのスーパーマンタイプの上司を認めることがあります。

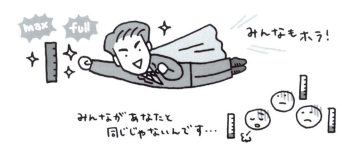

第2章　心のエネルギーのマネジメントとは

➐ 復職判定終了時

　復職判定の面接では、心のエネルギーがたまっていることを確認し、エネルギーが枯渇しないよう復職後の業務量・質を考えます。予防という観点から、心のエネルギーメーターを作成して対象者と共有し、エネルギー低下のサインとしてどんな症状が出るのかを確認し、サインが出たら休息を取るようアドバイスを行います。これは「無理しないようにしましょう」という抽象的なアドバイスよりも具体的で、対象者にとってわかりやすくなります。また、「自分が自分のパワハラ上司」になったことがあるかを確認し、なったことがあれば、パワハラ上司が出現すると負のスパイラルが発生し、再び心のエネルギーが枯渇する可能性があることを伝えます。

　面接終了時には、次回の面接では心のエネルギーが消耗することなくエネルギー残量が維持ないし向上しているかどうか、また従事する業務がエネルギー量に見合った業務量・質であるか、確認することを伝えます。同時に、心のエネルギーメーターに記載した症状がエネルギー低下のサインとして出現したかどうか、出現した場合に適切に休息が取れたかどうかを確認することを伝えます。エネルギーを消耗させる考え方にまで触れた場合には、燃費のいい考え方にトライできたかどうかも確認するとよいでしょう。

　産業保健スタッフはなんとなく面接をするのではなく、面接の目的を常に明確にし、その目的を対象者と共有することが重要です。したがって、面接終了時には、次回は何を目的として面接するのかを対象者に伝えるとともに、その内容を対応記録に記載しておけば、

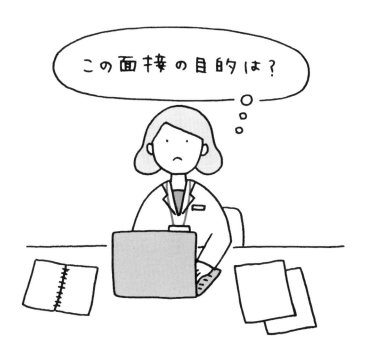

次の面接の際、何を確認するのだったか戸惑うことがなくなります。また、何のための面接なのかを常に確認することで、惰性で面接を続けるという事態を防ぐことができます。

8 フォロー面接①

　復職後も心のエネルギーを低下させることなく働けているかどうか、フォロー面接で確認していきます。ここではまず、復職してからフォロー面接までの間に心のエネルギー低下のサインである症状が出現したかどうか、出現した場合、「心のエネルギーが低下している」と自覚し、アクセルを緩めることができたかどうかを確認します。エネルギー低下のサインが出現せず、就業制限を緩めても問題ないようであれば、残業禁止から月10時間まで残業可能といった具合に段階的に緩めていきます。

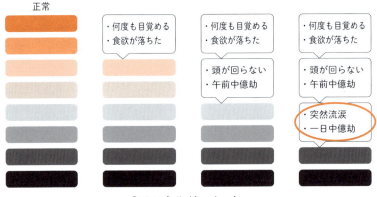

心のエネルギーメーター

　かなりのエネルギー低下のサインである症状（上図の突然流涙、一日中億劫など）が出現しているようであれば、就業を継続して問題ないか、主治医に確認しなければなりません。本人に、「場合によっては休職したほうがよいかもしれません。主治医に確認すべきです」と伝えます。

主治医に情報提供依頼書を書くゆとりがある場合には、「うつ病になり一番きつかったときの症状は何かを確認したところ、一日中億劫を認めたときがきつかったとのことでした。復職時、その症状は認められず、復職意欲もあったため、残業禁止、休日勤務禁止、出張禁止と就業制限をかけた上で復職としました。ところが復職1カ月のフォロー面接で、再び一日中億劫の症状が出現しています。本人は休職するつもりはないと訴えていますが、一日中億劫は一番状態の悪いときに出現していた症状で、このまま業務を継続しても問題はないのか危惧する次第です。このまま就業継続して問題ないか、ご高診のほど、よろしくお願いいたします」といった内容で書く形になります。その結果、内服調整で就業継続可能と判断されることもあれば、再休職となることもあるでしょう。

　復職後、就業制限をかけ、上司も配慮しており、本人が焦りなどからアクセルをふかしていなくても、心のエネルギーが勝手に低下してしまうことはあります。心のエネルギーの回復過程は繊細で、ある程度エネルギーが回復したからといって、その状態が維持できるとは限りません。基本的に、復職後一定期間は必ずフォロー面接を設定し、状況を確認することが望ましいでしょう。

　すぐに主治医に確認する状態ではないけれども、微妙にエネルギー低下の症状が出ている場合（図の「何度も目覚める」「食欲が落ちた」）にはどうすればいいでしょうか。

　リスクの見積もりで一つの目安となるのが、心のエネルギーが減少し続けているかどうかの「傾き」です。現時点でエネルギー低下を認めていても、時間の経過とともに上昇傾向を認める（「目が覚める」「食欲が落ちた」という症状が減る）というプラスの傾きであれば様子を見守ることができます。しかし、今現在エネルギーが

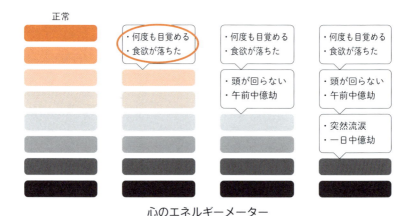

心のエネルギーメーター

低下していて、時間の経過とともにさらに減る（頭が回らない、午前中億劫などの症状がさらに出現）というマイナスの傾きであれば、この先、今以上にエネルギーが低下するリスクがあります。

　面接回数を増やし、時間の経過とともにエネルギー残量がどう変化しているか、話を聞きながら心のエネルギーメーターをイメージしていきます。エネルギーがかなり低下しており、さらに傾きがマイナスであれば、就業制限をかけているとしても業務を継続させて本当に大丈夫か、考えなければなりません。

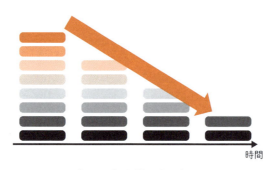

心のエネルギーメーター

9 フォロー面接②

　心のエネルギーの低下が著しい場合は、就業継続してよいのかどうかが検討課題になります。そこまでエネルギーは低下していなくても、低下のサインである症状が出現していた場合、この面接で質問されて初めて症状が出たことに気づいたのか、面接の前から自分自身でエネルギー低下のサインに気づいていたのかを確認します。質問されて振り返って初めて気づいたという場合、心のエネルギー低下のサインである症状の出現を意識するスキルが対象者に身についていないことになります。したがって、今後のフォロー面接の課題は、まずサインである症状を意識するトレーニングになります。

　意識することができていた場合、次の確認事項はエネルギー低下に気づいてアクセルを緩めることができたか、例えば業務をこなすことが難しいと感じた場合、素直に上司に相談できたかなどを確認します。アクセルを緩めることができていたなら、エネルギー低下を意識することもできるし、適切な対処行動も取れるようになります。エネルギー低下を意識できても、業務を頑張ったというのであれば、アクセルを緩めるという適切な対処行動を取るというスキルが身についていないことになります。今後のフォロー面接の課題は「適切な対処行動が取れるようになる」になります。

　・心のエネルギーが低下しているかどうか意識できるスキル

　・意識した後、適切な対処行動が取れるスキル

　対象者がこの2つのスキルを身につけることが、再発予防のために必要となります。もともとこのスキルがないから休職に至ったの

第2章　心のエネルギーのマネジメントとは

です。もともとなかったスキルを身につけるには時間がかかります。もっとも、うつ病の症状できつい思いをし、「二度とあんな思いはしたくない」と決意された方は、復職の時点でこの2つのスキルがしっかり身についています。しかし、このスキルがなかなか身につかない方は、決して少なくありません。だからこそ再発、再休職が発生してしまいます。

　この2つのスキルを身につけるにあたり、最大の障壁となるのが「自分が自分のパワハラ上司」です。これを有する人は、うつ病になった自分を許していません。他の人に迷惑をかけたということを強く恥じ、早くそのペナルティを取り戻さなくてはと考えます。最大の関心事は、人に迷惑をかけた分の業務をいかに早くこなして貸し借りのない状態にするかということです。再発予防のためには、心のエネルギーを枯渇させないようにマネジメントすることが一番重要であると理屈ではわかっていても、感情的になかなか受け入れられない場合があります。その場合、アクセルをふかして一気にガス欠になっては意味がなく、走り続けること、業務を続けることが重要であることを繰り返し伝えます。

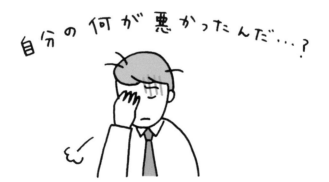

スキルトレーニングのタイミング

　対象者が産業保健スタッフから言われて自分の心のエネルギー低下に気づき、アクセルを緩めるという状態は、まだまだ再発のリスクが高い状態だといえます。対象者が自分自身で気づいてアクセルを緩めて初めて再発リスクを軽減することができます。

　難しいのは、「エネルギー低下に気づく」＝「適切な対処行動が取れる」ではないということです。例えば、きちんとした姿を人に見せないと気が済まない「演じる人」は、理屈では演じればさらにエネルギーを低下させるとわかっても、「みっともない姿を人に見せるのは嫌だ」という感情が根底にありますから、なかなか演じないという行動に移ることができません。つまり、演じる人が演じないスキルトレーニングを行う場合、本来やりたくないことをやるわけですから、そのトレーニング自体にかなりのエネルギーを必要とするのです。ですので、このトレーニングは心のエネルギーが十分たまったときにこそ行う必要があります。

　エネルギーがたまっているときに実践できない新たな行動が、エネルギーが低下したときにできるはずがありません。対象者のエネルギーがたまって問題なく働けるようになってから、演じるスタイルを変えるトレーニングをすべきです。しかし、対象者の演じる傾向は改善されていなくとも、心のエネルギーが

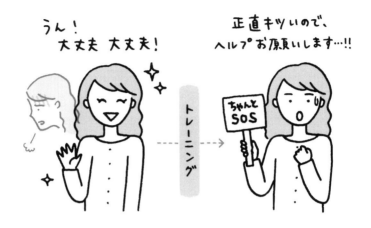

たまっていると問題なく働けていますから、対象者本人も産業保健スタッフも「まあいいか」と考えてしまいがちです。

　産業保健スタッフのゴール目標③「行動変容を促す」タイミングは、エネルギーがたまっているときにこそ行うべきだと考えています。え？　そんなことしていたら、いつまでたってもフォロー面接を終わらせることができないではないか、ですって？　はい、心のエネルギーの燃費を改善する、行動変容までをゴール設定にすると、面接は長く続く設定になります。ただ、これはあくまで私のスタイルです。時間的ゆとりなど、産業保健スタッフの置かれている環境を考慮された上で、できる範囲で取り組んでいかれればいいのではないかと思っています。

10 フォロー面接③

　心のエネルギーの状態を見積もる方法として、心のエネルギーメーターとは別に、

「調子の良いときを 10 点としたら、今何点をつけますか？」

と質問するのも効果的です。この場合、個別の点数そのものよりも、何によって 10 点に達していないのかを確認することが重要です。

　例えば、「6 点です」と対象者が回答したら、「足りない 4 点は、何が足りないと感じていますか？」と聞くのです。ここでの回答が、心のエネルギーメーターで取り上げられていない症状を訴えたものである場合、「休職に至ったうつ病の過程でも同じ症状は出ていましたか？」と確認します。復職前の、エネルギーが低下した状態でも出現していた場合、それはエネルギー低下のサインを聞き漏らしていたことになるので、心のエネルギーメーターに書き加えることになります。一方、休職に至る過程では認められなかった場合、心のエネルギー低下に伴って新たな症状が出現した可能性があります。その旨を対象者に伝え、次のフォロー面接でその症状が消えたのか増えたのか、それに伴い、すでに心のエネルギーメーターで捉えていた症状も出現しているかどうかを確認し、心のエネルギーの残量を見積もっていきます。

　この「調子の良いときを 10 点としたら、今何点をつけますか？」という質問は、フォロー面接のたびに確認していくことで継時的にデータを集めることができ、グラフ化することができます。この点数と心のエネルギーは相関していると考えられますので、心のエネ

第 2 章　心のエネルギーのマネジメントとは

..........55

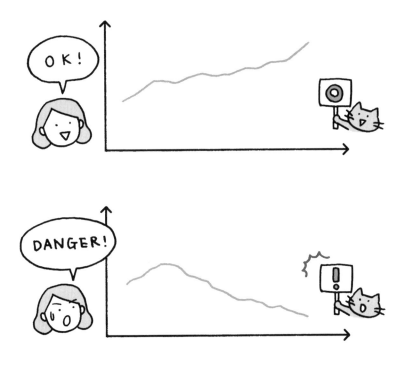

ルギーの推移を視覚化することになります。つまり、エネルギーが増加傾向にあるのか、減少傾向にあるのか、傾きを確認することができます（→49p）。傾きがマイナスを認める場合、エネルギーがこれ以上減少しないよう注意が必要です。必要に応じて主治医への相談を促す、職場に業務軽減を相談する、産業保健スタッフの面接間隔を短くするなどの対応が求められます。

11 フォロー面接④

　産業保健スタッフは、対象者の業務外の土日、祝日の過ごし方に気を配る必要はないでしょうか？ 心のエネルギーのマネジメントができているかどうかを確認するためには、休日の過ごし方はとても重要な確認事項になります。車で例えると、ガソリンスタンドに立ち寄って給油できているかどうかに当てはまり、休日にエネルギー補充ができているかどうかが、ガス欠にならないためには極めて重要になります。

　一番エネルギーを消耗する過ごし方が、「仕事が気になって気になって仕方ない」という考え方で過ごすことです。この考えと同時に、不安や焦りも発生します。むしろ不安や焦りがこの考え方を生むと言っていいかもしれません。いずれにせよ心のエネルギーをどんどん消費することになります。休日であるにもかかわらず、心は全く休めていないため、エネルギーがたまらないどころか消費されてしまいます。心のエネルギーが枯渇し、再休職となるリスクが高まります。頭から仕事のことを払いのけようとすればするほど、逆に頭の中は仕事のことだらけになってしまいます。当然心のエネルギーは低下します。エネルギーが低下すると不安、焦燥感はさらに強まり、ますます仕事のことが気になります。そうです、負のスパイラルが発生するリスクが高まるのです。

　この状態に陥ると、「仕事のことを考えない」と自分で自分に言い聞かせても、コントロールが難しくなります。フォロー面接でそのような状態が確認された場合、不安時、焦燥時の頓服が処方され

第2章　心のエネルギーのマネジメントとは

……57

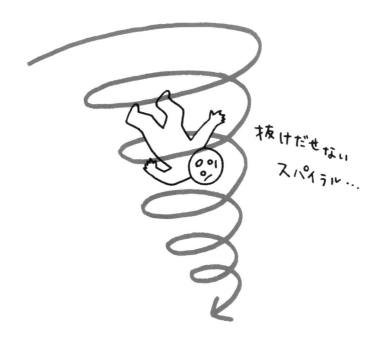

ているかどうか確認し、持っていれば頓服内服で対応する必要性を説明することが求められます。頓服が処方されていないようであれば、自分の状態を主治医に説明し、頓服処方を主治医に相談するよう勧めるのがよいでしょう。そうすれば主治医は頓服を処方したり、頓服ではなく主剤調整で対応したり、場合によっては、頓服は必要ないと判断されるでしょう。そこは主治医にお任せすればよいでしょう。

12 フォロー面接⑤

　フォロー面接をどのくらいの間隔で行うのか、いつまで続けるのかは、何をゴールにするかで変わってきます。心のエネルギーは十分にたまっているし、業務も問題なくこなせているというのであれば、通常勤務可能の意見書を出して、いったんフォロー終了としてよいでしょう。

　エネルギー低下のサインである症状がときどき出現しているという場合、その症状がよりエネルギーの低いときに出現する症状であれば、毎月面接を行うのが望ましいでしょうし、そこまでエネルギーが低下していないサインの症状で、サインが出た場合には休息できているというのであれば、2〜3カ月後にまたフォローという設定もありでしょう。

　再発を繰り返していて、かつ、対象者に

　　・心のエネルギーが低下しているかどうか意識できるスキル

　　・意識した後、適切な対処行動が取れるスキル

この2つがまだ身についていない、すなわち再びエネルギー枯渇となるリスクが高いという場合には、毎月の定期面接が望ましいでしょう。また、エネルギーがたまっていて、問題なく働けていても、心のエネルギー消耗を来す考え方が変わっておらず、エネルギー低下時でもアクセルを踏むリスクが認められるなら、面接を継続したほうがよいでしょう（→ 53p）。

　どこまでをゴールにするかは、対象者のメンタルヘルス不調の度合いと同時に、時間的ゆとりなど、産業保健スタッフの置かれてい

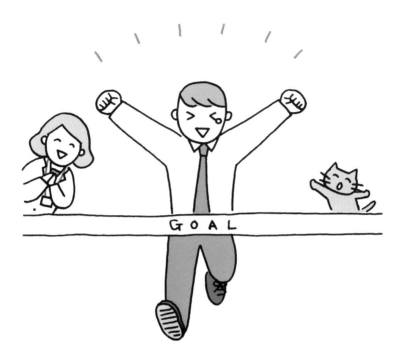

る環境にもよります。産業保健スタッフ自身が無理をしないことが重要です。無理をした状態で面接しても、自分自身にゆとりがない場合、対象者の心のエネルギーの見積もりや、適切な対応ができていたのかなどの把握が不十分になってしまいます。できる範囲で、対象者の再発予防に努めましょう。

再休職したときの振り返り

　どんなに気をつけていても、一度復職した対象者が再び心のエネルギーを消耗し、再休職となることはあります。この再休職の原因は、個人の要因もあれば、職場の要因、場合によっては家庭の要因などさまざまです。では、産業保健スタッフとしては、再休職という事態に対して、どう振り返ればいいでしょうか。

　私は、面接間隔が妥当であったかどうかを振り返るようにしています。例えば、もともと「自分が自分のパワハラ上司」の傾向や、過敏傾向、演じる傾向のある対象者に対して、心のエネルギーが上がったからというだけで面接を中止にしなかったか、中止しなくとも面接間隔を伸ばし過ぎなかったか、対象者本人に異動はなくとも、周囲の人が異動になったり、業務内容が変更になるなど変化が発生したときに状況確認すべきだったか、などを考えるようにしています。

　面接間隔をどうすべきか、面接を終わりにしてよいのかは、難しい問題だと思います。再休職が発生したときに振り返り、自分の対応が適切だったかを見直すことで、適切な面接間隔や面接中止のタイミングを把握できるのではないかと思います。

第**3**章

専門医につなぐかどうかを見きわめる

1 専門医につなぐべきか求められる判断

　前の章で、心のエネルギーの見積もりには大きく2種類あると述べました（→20p）。
　A　すでに診断がついている場合
　B　まだ診断がついていない場合
　第2章ではAを確認しました。この章では「B　まだ診断がついていない場合」にどう判断していくのかを見ていきましょう。
　産業保健スタッフは、長時間労働者からの面接指導の申し出、ストレスチェックの高ストレス者からの面接指導の申し出、上司の依頼による面接、本人の依頼による面接など、まだ精神疾患と診断がついていない労働者から話を聞く場合があります。産業保健スタッフは専門医ではありませんから、精神疾患かどうかを診断する必要はありませんが、治療の必要性が疑われる場合には、専門医につなぐ必要があります。したがって、面接による聞き取りから、専門医を受診すべきかどうかを判断しなければなりません。

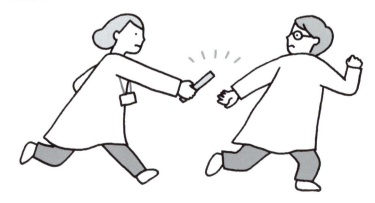

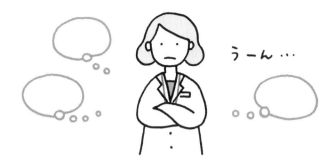

　面接対象者の表情が精彩を欠き、会話しても返事が返ってこない状態で、睡眠も全く取れていない状態が続いているような場合であれば、心のエネルギーの枯渇状態は明らかであり、うつ病を疑ってすぐに専門医を受診するよう伝えることができます。しかし、このようにわかりやすいケースばかりではありません。
　上司や業務への不満をメインに訴え、抑うつ気分を認めるもののそこまでのエネルギー低下というわけでもなく、果たしてこの状態で専門医につなぐべきなのか、産業保健スタッフが継続してフォローしなければならないのか、迷うケースも少なくないと思います。抑うつ気分のような、エネルギー低下を思わせる何らかの症状を訴える場合、何が原因でエネルギーが低下しているのか、しっかり確認していかなければなりません。業務だけでなく、子育てとの両立、介護との両立などでも、心のエネルギーは消耗していきます。
　したがって、対象者に「抑うつ気分がある」というだけでは今後どうするかを判断することは難しく、対象者の全体を把握した上で「抑うつ気分という症状が出ている」と考える必要があります。では、全体を把握した上で、メンタルヘルス不調かどうかを判断するには、どうしたらいいでしょうか？

❷ 判断とは比較すること

　感染症の診断を考えてみましょう。発熱していて、感染症が疑われる場合には採血を行います。採血データで異常かどうかを判断します。なぜ、そのデータで正常か異常かを判断できるのでしょうか。それは、白血球であれば上限 9,000/μL 弱、CRP なら 0.30mg/dL 以下と、おおよその基準値が決まっているからです。基準値が決まっているから、白血球が 20,000/μL で CRP が 3mg/dL となれば、これは異常値であり、感染の可能性大と判断できるのです。胸部 X 線写真を撮って、画像所見で肺野が白ければ異常で感染の可能性大と判断できるのも、正常な肺野は白くないからです。つまり、正常が決まっていて、その正常と比較することで異常かどうかを判断できるのです。正常か異常か、病的状態かそうでないかを判断するとは、比較することなのです。

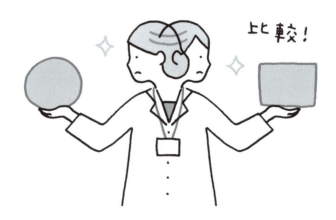

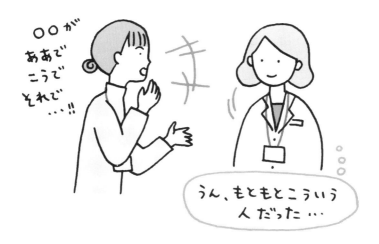

　では、メンタルヘルス不調かどうかを判断する場合には、何と比較すればよいのでしょうか。採血データや画像所見の正常値に該当するものは何でしょうか。それは

　・もともとの人となり

　・常識

です。今の状態が、もともとの人となりで説明がつくのであれば、その人にとって連続性があると言えます。しかし、もともとはこの状態を認めなかったとなれば、その人にとって正常ではない状態、異常事態の可能性があります。つまり、病的な状態にある可能性を考えなければなりません。また、その人自身は「今の状態は問題ない」と認識していても、常識的に考えてその状態は正常ではないという場合にも、病的状態の可能性が出てきます。メンタルヘルスと言えども、通常の診断と同じです。何らかの基準と比較して判断するのです。

3 もともととの比較（連続性の確認）

　面接の中で、対象者が「昨日の睡眠時間は3時間でした」と訴えたとします。この方は病的な状態で、不眠という症状になるでしょうか。これだけではわかりません。判断とは比較することでした。何と比較するかと言えば、もともとの人となりです。産業保健スタッフは「もともと睡眠時間は何時間ですか？」と質問しなければ、判断できないということになります。これに対する回答が「もともと3時間です」であれば、かなり睡眠時間は少なめですが、その時間で疲労回復できていて、日常生活に支障を来していないのであれば、病的だとは言えません。連続性があると言えます。

　しかし、「いつもは7時間眠れているのですが、最近は3時間しか眠れません」という回答であれば、「もともと」から逸脱した状態だということになります。この人にとって連続性があるとは言えません。短い睡眠時間で、日中もぼんやりしているというのであれば、心のエネルギーが低下している可能性が考えられます。

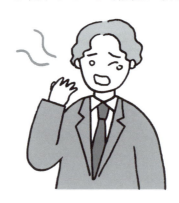

また、対象者が面接で、「何度も確認してしまう」と訴えたとしましょう。今の状態と比較するために、産業保健スタッフは「もともと何度も確認してしまうのですか？」と質問することになります。回答が「もともと確認する傾向はなかった」というのであれば、もともとと比較して、新たに症状が発生しているということになります。確認行為は心のエネルギーが低下したサインではないかと疑うことになります。

　一方、「もともと確認する傾向があります」という回答の場合を考えてみましょう。回答からもともと確認癖があるとわかります。ただ、この場合には「もともとの確認の回数と、今の確認の回数は同じですか？」と追加で質問することが重要になってきます。「もともと確認癖があったものの、ここまで確認することはなかった。最近は確認ばかりしてしまう」という回答であれば、もともとと比較して確認の回数が増えており、心のエネルギーが低下したことによって確認行為が増えている可能性が考えられます。こうなると、これは単なる確認癖ではなく、症状と捉えなくてはいけないのではないかと疑うことになります。

　面接の際、対象者が症状と思えるようなことを訴えてきたとき、まず質問すべきことは

「もともとどうでしたか？」

です。もともとと比較することで、その人にとって連続性がある状態なのか、もしくは新たに出現した何らかの病的な状態なのかどうかを判断することができるのです。

第3章　専門医につなぐかどうかを見きわめる

69

もともとどうだった？

　産業医が集まるメンタルヘルス不調のケースカンファレンスに参加したときのことです。そこには私も含めてもともと精神科医の産業医が数名いました。精神科医ではない産業医の先生が、対応に困っているケースを提示しました。

　しかし、プレゼンでは、もともとどういう人だったかが提示されませんでした。ケースに示された困った言動に対し、どう対応すべきかという相談だったのですが、精神科医の産業医は全員、「もともとどうだったの？」「その言動は、もともとの人格特性になじむものなの？ギャップがあるの？」と、連続性の確認に終始しました。ケースを提示した産業医には、連続性の有無の確認という発想がなかったため、もともとどうだったかを聞いていません。精神科医である産業医は、全員悶々とする状態になったことを思い出します。

　「もともとどうだったか」という基準で比較しないと、問題ある言動が、もともとの人となりで説明がつくものなのか、心のエネルギーが低下した結果出現している症状なのか、判断ができないのです。判断とは比較することです。比較対象のもともとの人となりが提示されないことには、判断できないのです。「もともとどうでしたか？」は産業保健スタッフでも簡単に聞くことができる質問です。必ず質問して、面接対象者の症状と思われる言動に連続性があるか確認する習慣をつけましょう。

④ 常識との比較

　睡眠時間が３時間というケースを考えてみましょう。この３時間という睡眠に連続性があるのかどうか、まずはもともとと比較するのでした。そして連続性がない場合、もともとと比較して睡眠時間が減っている場合、これは症状かもしれないと考えるわけです。次に、何か原因があって眠れなくなったのではないか？と考えていきます。

　そこで次の質問は「眠れなくなる原因として、何か自分で思い当たることがありますか？」になります。例えば、ここで回答が「2日前に失恋したばかり」という回答なら、どうでしょうか？常識的に考えて、失恋のショックで眠れなくなるというのは誰でも体験することです。自分でも同じように不眠になる可能性があります。つまり、常識として考えて、これはあり得るということになります。ここで出現している不眠は、特に病気の症状とは捉えません。失恋で不眠に陥ったと納得できます。

　しかし、眠れない理由が「えたいの知れない巨大組織に狙われていて、怖くて眠れない」と訴える場合、これは常識の範囲でわかるとは言えません。内容的にあり得ないことを強く確信しており、本人がそれを説明するときの論理に飛躍があり、普通では考えにくい理由付けをし、にもかかわらず強く信じていて訂正できない状態を「妄想」[9] として症状に名前が付けられています。この人は妄想という状態で眠れないのだなと理解します。

　先ほどの「失恋で眠れない」という理解と「妄想で眠れない」と

第3章　専門医につなぐかどうかを見きわめる

71

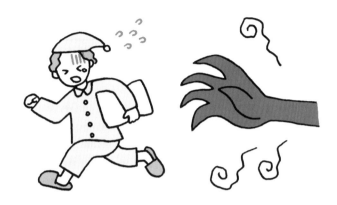

いう理解は、同じ不眠の状態を理解すると言っても、理解の仕方が違います。精神医学ではこの2つを「了解」と「説明」と言います。了解という概念はたいへん難しく、常識と比較して納得できるという単純な話ではないのですが、精神科医が患者さんの話を聞いて了解できると判断した場合、「了解可能性あり」と表現します。産業保健の現場では、対象者の訴えをどう理解するかという場合、常識と比較してどうかを考えていけばよいでしょう。

5 「理解」に必要なニュートラルな姿勢

　気をつけなければならないのが、われわれには因果関係で物事を考えてしまいたくなる傾向があるということです。例えば、対象者が「上司の言動がきつくて落ち込んでしまう」と訴えると、パワハラのせいで心のエネルギーが落ちていると安易に考えてしまいがちです。しかし、それはあくまで対象者がそう訴えているだけであって、実際に上司がどういう人なのかはわかりません。あくまで対象者の中ではそう捉えられている、というカッコ付きの事実だということになります。多方面から情報を集めて、本人の訴えが現実と一致しているかどうかを確認するというプロセスが極めて重要です。

　また、上司の「自分の部下はコミュニケーションが全く取れないので困っている」という発言を受けて、安易に発達障害だと決めつけてはいけません。これまた上司から見るとそう思える、という話です。産業保健スタッフが実際にその部下と面接して、上司の訴える「コミュニケーションが全く取れない」という状態がどういう状態なのかを確認し、何が問題なのかを確かめなければなりません。安易なレッテル貼りは禁忌です。

　産業保健スタッフとして、常識と照らし合わせて十分納得できるのであれば、困ることはありません。また、常識から考えてその言動はありえないという場合も困りません。困るのは、よくわからない場合です。よくわからない場合、安易に何らかのストレスのせいだと因果関係を探しに走ったり、「発達障害なんでしょう」といったレッテル貼りをしないことが重要です。

第 3 章　専門医につなぐかどうかを見きわめる

過剰な了解を慎み、過剰な説明を警戒する

　精神医学には、患者さんを理解する上で、前述の通り「了解」と「説明」という2種類の理解の仕方があります。この理解に必要なニュートラルな姿勢は、精神科医にも当然、必要なのですが、笠原は「過剰な了解を慎み、過剰な説明を警戒する」[10]と述べています。産業保健であろうと精神科であろうと、ニュートラルな状態を維持するのは難しいということですね。

　対象者の状態がよくわからないという場合、わかるまで曖昧な状態を曖昧な状態のまま抱える必要があるのですが、この曖昧な状態を抱えるというのは、心理的に本当にきついものです。ですからわれわれは、安易に因果関係で納得しようとしたり、対象者に何らかの疾患のレッテルを貼ることでこの辛さから逃げようとします。

　重要なのは、曖昧な状態をそのまま抱えるのは辛いことだと自覚することです。自分一人では、考えが偏っているかどうかを判断することはできません。自分がよくわからない状態に耐えきれず、曖昧な状況から逃げて、偏った考えに陥っていないか、常に産業保健スタッフ同士で話し合い、客観的な意見をもらうことが重要になります。これも他人の意見と「比較」して、自分の考えが適切かを判断するということになりますね。

6 心のエネルギー量の見積もり

　対象者の言動を把握する方法として、連続性があるかを見る、もともとの人となりと比較する、常識から逸脱していないか比較すると説明しました。しかし、連続性があって、常識的に理解できる状況だからといって、心のエネルギー的に問題がないとは言い切れません。「もともと小心者です。上司が怖くて眠れません」という訴えには連続性がありますし、常識的にもあり得る話です。だからといって、このまま放っておいては心のエネルギーが枯渇するというのであれば、対応しなければなりません。

　心のエネルギーの枯渇がはっきり見て取れるケースでは、すぐに専門医の受診を勧めることができます。心のエネルギーを枯渇させない上で重要なのは、エネルギーの残存量と消費量とのバランスです。エネルギーをためるためには、睡眠や食事がちゃんと取れていることが必須です。特に睡眠は、エネルギーが低下すると悪化し、睡眠状態が悪いとエネルギーがたまらない状態になるため、心のエネルギー低下の負のスパイラルが発生する危険因子です。一過性に眠れないのか、だんだん眠れなくなってきているのか、全く眠れない状態が続くのかで、エネルギーの残存量が変わります。全然眠れないというのであれば、「すぐに受診しましょう」という判断になります。頭が回らないという症状の場合も受診を勧めます。頭が回らないのであれば、そもそも仕事になりません。

　では、必ず受診しなければ危険とまでは言えないというケースの場合、どうすればいいでしょうか。一つの方法として、面接回数を

第 3 章　専門医につなぐかどうかを見きわめる

75

増やすという手があります。前の章でも述べたように（→ 49p）、そこでエネルギーの残量が、増えつつあるプラスの傾きなのか、減りつつあるマイナスの傾きなのかを確認していくのです。「調子の良いときを 10 点としたら、今何点をつけますか？」と聞いていき、点数が減少傾向なのか増加傾向なのかを確認します。10 点満点でないときは、減点が何によって生じているのかを確認していけば、エネルギー消耗の原因が明確化されていきます。点数が減少傾向にあり、このまま様子を見ていては心のエネルギーが枯渇するリスクがあるという場合には、対象者に早めの受診を促し、また上司に業務の量・質の調整をお願いする形になります。

　さらに、心のエネルギーの消費状況を確認することも重要です。「今のプロジェクトは大変だけど、あと 1 週間で終わる」というのであれば、様子を見てもいいかとなりますが、複雑な案件がまだまだ続くという場合、すでに発生している症状などから心のエネルギー残量を見積もり、同時に今後の業務の消費量を見積もることで、

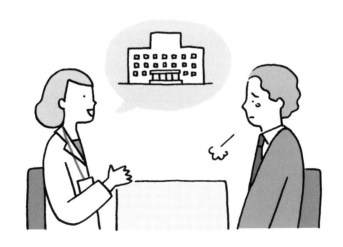

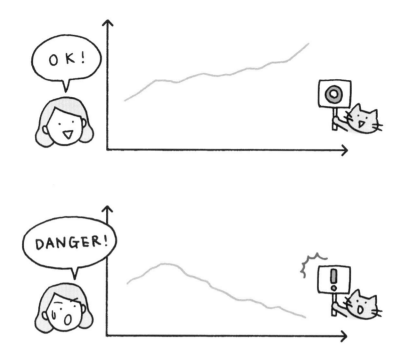

常識と照らし合わせて心のエネルギー収支がマイナスになるかどうか検討します。マイナスになることが予想される場合、業務の調整が必要になりますし、エネルギー低下が大きい場合、早めに専門医に紹介するという流れになります。

専門医に紹介するタイミング

　面接をしていて、対象者の心のエネルギーが低下しているものの、今すぐ専門医を受診するほどではないという場合、経過を見守ることになります。状況確認の面接を1カ月後とした場合、今回の面接が5月に行われたのであれば、次の面接は6月になります。その6月の面接でさらに心のエネルギー低下を認め、これは専門医に紹介しなければと判断した場合を考えてみましょう。

　この対象者が専門医の診察を受けるのは、産業保健スタッフが受診すべきだと考えてからすぐにというわけにはいきません。新規の患者さんの場合、予約して1カ月近く待たされる、場合によっては1カ月以上待たされる場合があり、対象者が受診できるのは7月以降になる可能性が高くなります。そこまで対象者に説明した上で、様子を見ていて問題ないのかを確認します。

　「眠れていない日が増えていますし、早めに専門医に相談されてはいかがですか」と提案し、対象者が「まだちょっと様子を見てみたいんですけど」と訴えた場合、私はこのタイムラグの説明を行います。「来月、受診したほうがいいとなっても、実際に受診するのは、そこから予約で1カ月待ちとなりますから、今から2カ月後になります。専門医が新規の患者さんを診る場合、何が問題なのかじっくり話を聞くために1時間

取ります。そのため基本的には予約制を導入しているのです。ただ、一度カルテを作ってしまえば、どういう人で、何が問題なのか、主治医はわかっていますから、予約外の日でも『調子が悪いんですけど』と訴えれば、急変時の対応としてすぐに対応してもらえます。主治医がどうすべきか判断するのに時間がかからないからです。

　このように、新規の患者さんとすでに患者さんになっている人とでは対応に違いがあります。1カ月なら様子を見ようと思われるかもしれませんが、実際には2カ月です。それでも様子を見ようと思いますか？　1カ月後に専門医に診てもらうことにしておいたほうが安心ではありませんか？」とお伝えしています。

　「え、受診までそんなにかかるんですか。それなら早めに予約しておこうかな」と、驚かれることが多いです。

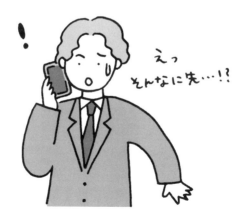

脳内裁判絶賛審理中！

　産業保健スタッフは面接をしていて、対象者に専門医受診を勧奨するのか、職場に業務負担を軽減するよう働きかけるのかを判断しなければなりません。同時に対象者本人が、「自分の今の状況を職場に言わないでください」と訴えてくることもあります。本当に職場に言わなくて大丈夫なのか、不安になることはありませんか？ 自分の判断が適切であったかどうかという不安の解消法の一つは、前述した通り、面接の回数を増やすことです（→ 75p）。もう一つの解消法として、私は脳内で対象者が不慮の事故に遭ったと想定し「架空裁判」を行います。

お奉行「過去にうつ病を発症した対象者が面接を希望し、そのほうが話を聞いたにもかかわらず放置したため、今回の事故が起きたのではないか」

私「まず、過去のうつ病のときの症状は、何度も中途覚醒を認め、一度目覚めるとなかなか寝付くことができず、また頭が回らないというものでした。そのため要休業になっています」

お奉行「そうであろう。過去に休職にまで至った対象者を、今回、職場に業務量を減らすように働きかけるなど対応しなかったのはなぜじゃ？」

私「今回の症状は、まだ中途覚醒を認めるという程度で、目覚めてもすぐに寝付くことができるというものでした。また、頭が回らないという症状もないとのことでした。ですので、そこ

まで心のエネルギーが低下しているわけではないと判断しました。また、業務負担の軽減を産業保健スタッフから提案することができると伝えましたが、本人から『職場から"またうつ病になったのか"と思われたくないので、まだ言わないでほしい』との申し出がありました。そこで、通院中の主治医によく相談することを本人に伝え、今後さらに調子を崩す可能性があるため、産業保健スタッフが定期的にフォローする設定とし、不眠がこれ以上増悪する場合は、今よりも心のエネルギーが低下したということであり、そのときは職場に業務負担軽減のことを伝えると本人に告げ、同意を得ました。したがいまして、職場に業務軽減の必要性は伝えておりませんが、何もしなかったわけではございません」

お奉行「あいわかった」

こんな形で脳内裁判を行い、自分の判断が常識に照らし合わせて妥当なものか検討するということを行っています。そして、上記のような架空お白洲の場で話した判断の根拠を、対応記録に記載するようにしています。もちろん、対応記録に「お奉行」なんてことは書きません。

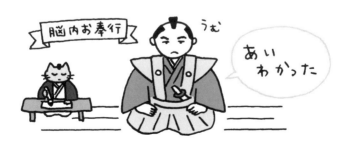

第3章 専門医につなぐかどうかを見きわめる

第 **4** 章

心のエネルギーのマネジメント活用事例

1 限界を否認するケース

　この章では、これまでに述べてきた心のエネルギー理論をもとに、いくつかのケースを見ていきましょう。

●症例A　51歳　男性

　Aさんはもともと活動的で、仕事を次々とこなし、自他ともに認める頑張り屋という評価でした。40代後半頃にときどき「踏ん張り切れない」と感じることはあったようですが、特に問題なく過ごせていました。50歳を超えたあたりから、昔であれば一晩眠れば疲れが取れていたのが、なかなか疲労が回復しなくなり、休日に家でのんびり過ごしても、週明けの月曜も疲労が継続している状態を認めるようになりました。

　そんな矢先に、Aさんはある大きなプロジェクトを担当することになりました。他部署との調整が難航し、予定していたスケジュールを守ることができず、日々焦りを感じるようになりました。次第に不眠を認めるようになりましたが、プロジェクトが思う通りに進まないことは過去にも何度かあり、そのたびに踏ん張って乗り切ってきました。

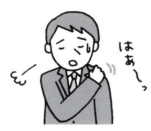

今回も踏ん張れば何とかなると思っていましたが、不眠はどんどんひどくなっていきました。今までは途中で目を覚ましても二度寝ができていましたが、次第に一度目を覚ますと眠れなくなっていきました。会議中もぼーっとしていて、内容が頭に入ってこない状態を認め、傍目にも頭が回っていない状態が見て取れたため、上司の勧めでメンタルヘルスクリニックを受診することとなりました。当初は通院加療で経過を見ていましたが症状は改善せず、次第に会社に行くことも億劫になり、主治医の勧めで休業となりました。

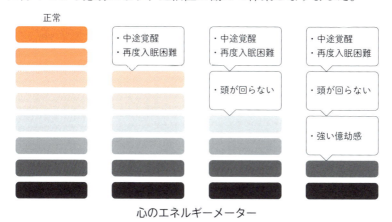

心のエネルギーメーター

　6カ月の休職で心のエネルギーもたまり、主治医から「復職可能」の診断書が提出されたため、産業医による復職判定の面接を実施する運びとなりました。面接では「今までは同じような困難な状況でもクリアできていました。あらためて自分は歳を取ったんだなと思います。完全にガス欠になって動けなくなるのは本当にきつかったです。あの状態になるのは、もうこりごりですね。今後は十分に心のエネルギーを枯渇させないよう注意していきたいと考えています」と語りました。本人に復職の意欲があり、休職時の生活記録表を見ても問題なく行動できていたため、就業制限をかけた上で復職

第4章　心のエネルギーのマネジメント活用事例

可能と判断しました。定期的に産業医によるフォロー面接を行いましたが、疲労時に適切に休むという心のエネルギーのマネジメントができており、半年後には通常勤務に戻り、産業医のフォロー面接も終了としました。

● 解　説

　まず、心のエネルギーは有限であり、限界があるということを知らなければ、いつまでもアクセルを踏み続け、やがてガス欠になってしまいます。第1章でも、心のエネルギーが枯渇しないためには

・心のエネルギーは有限だと知る
・心のエネルギーメーターを知る
・症状が出たときに無視せず、心のエネルギーメーターからエネルギー残量を見積もる習慣が身についている
・どういうときにアクセルを踏み込む傾向があるかを知る
・エネルギー残量が少ないときは休息する

と述べました。心のエネルギーを枯渇させないためのファーストステップは、「心のエネルギーは有限だと知る」です。しかし、そもそもわれわれは、心のエネルギーが有限だと知る機会がありません。考えたこともありません。どちらかというと「甘えてはいけない」「努力することで限界は超えられる」といった価値観を植え付けられています。

　Aさんの場合、自他ともに認める頑張り屋であり、もともと心のエネルギーが多めにある人でした。そして、これまでアクセルを踏み込んでさっそうと仕事をこなしており、それを心地よいと感じていた人でした。しかし、誰でも年は取ります。加齢とともに心のエネルギーの総量はじわじわと落ちていきます。

エネルギーの低下とともに、アクセルの踏み方を変える、自分自身ではなく部下に走るのを任せるなど、エネルギー残量にふさわしいアクセルの踏み方、働き方にしなければいけません。しかし、心のエネルギーが落ちているという意識がなければ、若い頃と同じ働き方をしようとします。不眠、疲れが取れないなど、エネルギー低下のサインは所々に出ていました。しかし、これも意識しなければ気にすることはありません。

　加えて、50歳前後という年齢がまた微妙です。現状を否認してしまうのです。もともとバリバリ仕事ができていたので、よもや自分の心のエネルギーが落ちているなど自覚しようとすら思いません。老いを自覚したくないのです。ですから、サインが出ていても、「たまたま調子が悪いだけ」「今日はちょっと調子が悪かっただけ」と、不調を「たまたま」のせいにし、そもそものエネルギー量が落ちているという事実を認めようとしません。むしろ全力で否認します。どんなに否認したところで現実には心のエネルギーは低下しているので、若い頃と同じアクセルの踏み方をした結果、ガス欠になったということです。

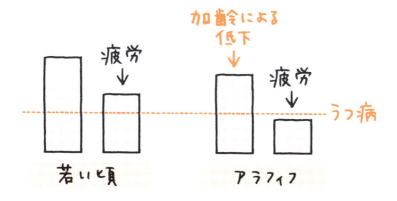

第4章　心のエネルギーのマネジメント活用事例

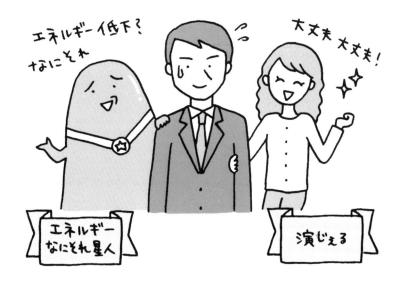

　この、50歳前後の年齢に伴う心のエネルギーの低下をどう意識するかは、非常に難しい問題です。本人自身に否認が入りますから、実際に症状として心のエネルギー低下のサインが出ていても、認めようとしません。周囲の人も「あの人はバリバリ仕事ができる人」と認識していますから、まさか「加齢により心のエネルギーが低下していて、今はもうアクセルを踏まないほうがいい」などと思いつきもしません。さらに本人は何ともないふうを演じます。きつくても笑顔を見せているので、周囲も気づくことはありません。

　前にも述べましたように、心のエネルギーが低下した状態で問題ないように演じると、さらに心のエネルギーを消耗します。心のエネルギーのマネジメントを適切に行うためには、

　・心のエネルギーの残量を意識するスキル
　・意識した結果、適切な対処行動を取るスキル

の両方が必要になります。Aさんはそもそも、心のエネルギーの残

量を意識するスキルがなかったということになります。

　加齢に伴うエネルギー低下をどうマネジメントするかという以前に、心のエネルギーは有限であるとあらかじめ自覚するというのは、とても難しいことです。Aさんは今回、うつ病という形で心のエネルギーの枯渇を経験して懲りており、もう二度とこのきつい状態を経験するのは嫌だと実感したことで、エネルギーのマネジメントの必要性を十分に認識することとなりました。そのため、疲労時には休息を取るなどの適切な対処行動が取れ、半年で通常勤務となり、その後は特に問題なく過ごしています。

　うつ病発症後に誰もがAさんのように心のエネルギー低下を自覚し、エネルギーマネジメントの必要性を納得するわけではありません。「いや、こんなはずはない。たまたま調子が悪かっただけ」と否認を続ける方もいます。そういう方は当然、心のエネルギーを枯渇させるリスクが高いままであり、再休職のリスクも高いということになります。産業保健スタッフの役割としては、発症予防は難しいとしても、再発は防ぎたいところです。Aさんのように、心のエネルギーマネジメントが重要だと納得してもらえる状態に持っていきたいですね。

第4章　心のエネルギーのマネジメント活用事例

アラフィフの否認

　この本を読んでいるあなたは何歳でしょうか？ 20〜30代でしょうか？ Aさんのようなアラフィフでしょうか？ 実際には加齢により心のエネルギーの総量が低下しているのに、たまたま調子が悪かっただけと否認する、という文章を読んでどう思われましたか？ この文章の受け止め方も、年齢により変わると思っています。

　私自身、この文章を30代で読んだなら、「物理的にエネルギーが低下しているなら、心理的に否認しても意味がない。なぜ現実をそのまま受け入れてブレーキを踏まないのだ」と思ったことでしょう。しかし私自身がアラフィフになった今、全力で加齢によるエネルギー低下を否認している自分自身に気づいています。「認めたくないものだな、加齢ゆえの衰えというものを……」なんてことをぼやいているのです。否認などなんと非合理的な考え方なんだと思われるかもしれませんが、自動的に現実を否定してしまうのです。若い方は、アラフィフの否認を受容しつつ、やさしく現実に誘っていただけたらと思います。

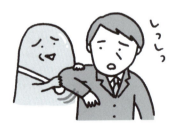

2 ゴール未確定でエネルギーを枯渇させたケース

●症例B　32歳　男性

　X年4月、Bさんはある部署に異動となりました。初めての部署で慣れない業務であり、何をすればいいのかよくわかりませんでした。周囲の人に聞きながら、だいたいこういうことをすればいいのだなと把握していきましたが、上司の指示が曖昧で、今一つ何をすればいいのか、業務のゴールが明確にわかりませんでした。「おそらくこの方向性で行けばいいのだろう」と、自分で仮のゴールを設定し頑張っていると、「いや、目指すのはそこじゃない」と否定されました。否定はされるものの、ではこうしろという指示が具体的になされません。曖昧な形での指示出しが常であり、Bさんが明確な指示を求めるも、いつも何かはぐらかされるような感じでした。やがて、「努力してもどうせまたちゃぶ台返しされるんだろう。一体何をすればいいのかわからない」と考えるようになりました。次第に不眠を認めるようになり、上司の顔を見るのも苦痛に感じるようになりました。

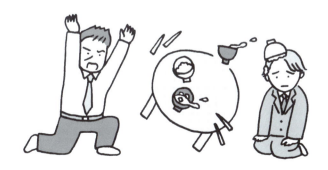

第4章　心のエネルギーのマネジメント活用事例

X年8月、明確なゴールの提示がないものの、おそらくこの方向性でいいのではないかと自分で考えて頑張っていた業務に対し、いつもと同じように上司からダメ出しを食らいました。突然、Bさんの目から涙があふれ出し、「じゃあ一体どうすればいいんですか。教えてくださいよ」と、その場で号泣する事態となりました。驚いた上司から専門医受診を勧められ受診した結果、要休業の診断が職場に提出されました。

　4カ月後、主治医から復職許可の診断書が提出され、産業医による復職判定のための面接が行われました。Bさんはもともと体育会系で、中学・高校・大学とラグビーをやっており、ゴールが明確であれば少々の困難は乗り越えられる自信があったと語りました。しかし、ゴールが明確に提示されず、自分で仮のゴールを設定しても常に否定されるとなると、もうどこに向かって行けばいいのかわからず、本当に疲れ果ててしまい、気づいたら職場で号泣していたとのことです。

　休職中は仕事のパソコンも携帯も一切触らず、完全に仕事から離れることで、ときに納得のいかない上司を思い出すことはあったものの、基本的に仕事のことは考えず、リラックスできたとのことでした。今回の事態は、対象者の上司のさらに上司である部長も把握しており、復職後にBさんは部長直属となりました。その設定にBさんも安心していました。

　復職1カ月後の面接で、Bさんは特に不眠なども出現しておらず、また指示出しが部長になったことでゴールが明確になり、何をすればよいかと戸惑うこともなくなり、問題なく仕事ができると述べました。その後、半年間フォローした上で通常勤務とし、フォローを終了しました。

解説

　まず、Bさんがもともとどういう人であったかを考えてみます。「もともと体育会系で、中学・高校・大学とラグビーをやっており、ゴールが明確であれば少々の困難は乗り越えられる自信があった」と訴えていることから、ゴールが明確であれば頑張るタイプであると考えられます。しかし、今回、上司の指示出しは常に曖昧であり、Bさん自身で仮のゴールを設定せざるを得ず、その仮のゴールもある程度頑張ったところで否定されるため、また最初から仮のゴールを設定するという状態でした。答えがわからない状態で、ずっと仮のゴールを探し続けるという状態は、常識的に考えて心のエネルギーが枯渇してしまうのは予想できます。事情を把握した部長が、Bさんを復職後に部長直属としたということから、部長自身もBさんと上司とを離さなくてはいけないと判断したことがわかります。

　エネルギーの消耗は、ゴールが不明確であり、仮のゴールが全て否定されたことで発生していますので、今後のエネルギー消耗対策は、ゴールを明確にし、努力が報われる設定にすることになります。

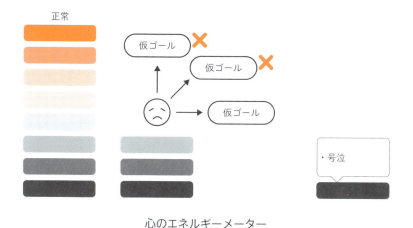

心のエネルギーメーター

第4章　心のエネルギーのマネジメント活用事例

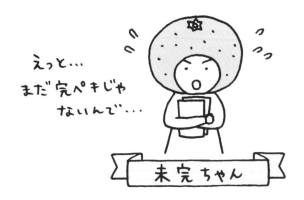

　直属の上司が完璧主義なのかどうかはわかりませんが、Bさんの話から、決断という事態を常に回避する上司であることがわかります。決断するということは、イコール責任を取るということで、責任を取ることに強い不安を抱いていることが予想されます。つまり、直属の上司は責任を取るという不安を回避するため、ゴールを決めないという「未完」の状態を常に維持する対処法を取っています。

　未完の状態は、上司にとっては不安を回避する上で効果的な対策法です。しかし、上司の回避行動の影響を受ける部下は、Bさんのように一気にエネルギーを消耗してしまいます。エネルギーを消耗した部下を守るためには、「未完」という不安回避手段を取る上司から離すという対策を取らざるを得ません。

上司の不安マネジメント

　誰しも不安を抱えることは嫌いです。不安を感じやすい人と感じにくい人とがいて、不安を感じやすい人は、その分不安を抱える機会が増えます。この不安をどうマネジメントするかは一人ひとり違います。しかし、職場で上司に対し適切な不安マネジメントを指導する人はいないと思います。職場は管理職教育として理性に働きかける教育は行っているかもしれませんが、不安をどうマネジメントするかは教育しません。仮に何度か研修を受講したとて、一度身につけた不安のマネジメントは、それが不適切であっても、なかなか改善されません。病的な不安というわけではなく、疾病に直接絡むわけでもないので、産業保健スタッフが指導するという状況にもなりません。かくして管理職の不安マネジメントの方法が管理職にふさわしいものでない場合、その管理職の不安は部下に押し付けられ、部下は心のエネルギーを消耗させるという事態が発生することになります。残念ながら、産業保健スタッフが介入するのは、部下の心のエネルギーが枯渇した後になります。

　職場で1on1などの外枠を決めても、運用する上司が部下に不安を押し付ける形で不安マネジメントを行っていれば、その外枠は上司の不安のはけ口の場となってしまい、部下の不安を解消するどころか、部下に不安を押し付ける場となってしまいます。

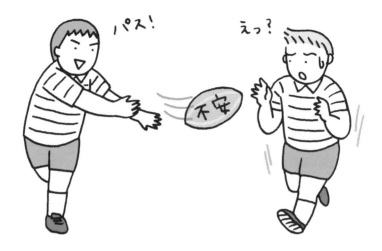

　そして「未完」のように決断を回避して部下に不安を押し付ける形で不安のマネジメントをしている上司の職位が上であればあるほど、その部署全員の心のエネルギーが枯渇していきます。

　え？　保健師ですが、産業医から不安を押し付けられているですって！

　そうですか……その場合、産業保健業務をシステム化できないか、考えてみてください（コラム「『期待』という怒りの原因」→122p、コラム「マネジメントシステム」→141p）。

❸ 躁状態でも治療を嫌がるケース

●症例C　38歳　女性

　Cさんはもともと双極性障害（躁うつ病）の診断がついており、かなり以前には躁状態を呈したこともあるようでしたが、ここ数年は抑うつ状態が主症状となっており、産業保健の面接対象となっていました。その後、状態が安定し、最近では産業保健スタッフによるフォローはなされていない状態でした。

　そんなある日、上司から産業医へ、Cさんの面接をしてほしいと依頼がありました。上司によると、今まで特に問題はなかったのが、ここ1カ月、やたらとよくしゃべるようになっており、顧客にもよく電話をかけているようで、客先から「Cさんから最近よく電話が来るが、何か問題でもあるのか」と、心配の電話がかかってくるとのことでした。Cさんにクリニックには通っているのかと聞くと、通っていると答え、主治医からは特に何も言われていないようです。しかし、明らかに元気すぎる状態で、顧客も気にしているので、一度面接をしてもらえないだろうかと上司は訴えました。

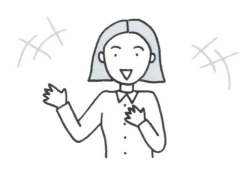

第4章　心のエネルギーのマネジメント活用事例

面接でＣさんは、「ずっと抑うつ状態が続いていましたが、最近すっきりした気持ちで気分がよい状態です」と言います。睡眠も十分取れているとのことです。今の状態を主治医はどう言っているのか質問すると、別に何も言われず、いつも通り薬が出るだけだとのことでした。躁うつ病の診断がついていること、顧客からも心配の声が上がっていることを考えると、今の状態を主治医に伝え、躁状態の治療を受けたほうがよいことを伝えました。しかしＣさんは、「やっとうつうつとしていた気分が改善してきたのに、何が問題なのかよくわかりません」と不満気でした。

　そこで産業医は、うつうつとした気分から脱出して気持ちがよい状態であることに共感を示すとともに、顧客にまで頻回に電話をかけるなどの行動は、Ｃさんにとって不利益な事態をもたらす可能性が高い旨を伝えました。同時に、「今の状態は、車で例えるとブレーキが壊れている状態だと捉えることができます。ブレーキが壊れているので、アクセルを踏めば踏むほどスピードが出て気持ちがいいと感じるかもしれません。しかし、アクセルを踏めば踏むほど、ガソリンに相当する心のエネルギーを一気に消費してしまい、反動でまたうつ状態に陥る可能性があります。それはあなたが一番避けたい事態ではないでしょうか？　エネルギーの枯渇を防ぐためにも、ブレーキを直す必要があります。つまり、躁状態を改善させる薬が必要になります」と説明しました。

　するとＣさんは「躁の薬というのは、気分を抑えつけるということなんでしょう。せっかくうつうつした感じがなくなったのに、また抑えつけられるというのが正直怖いんです」と不安を口にしました。そこで、躁うつ病の薬は決して抑えつける薬ではなく、気分の波のバランスを取るものであると説明し、詳しくは主治医に説明

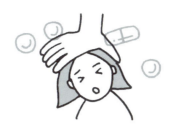

を受けるよう伝えました。

　顧客にまで頻回に電話するなど、躁状態を思わせる状態が認められること、また躁状態に対する薬物療法が気持ちを抑えつけることになるのではと不安を抱いていることを主治医に伝える手紙を書かせてほしいとCさんに伝えたところ、本人の同意が得られたため、主治医に情報提供書を作成しました。その後、主治医から適切な薬剤調整がなされ、Cさんは精神的に安定し、上司から見ても安心できる状態となりました。

解説

　うつ病であれば、心のエネルギーが低下した結果、うつ病になっていると説明できますが、躁状態を心のエネルギー論で説明するとなると、どうなるでしょう。躁状態の場合、エネルギーが突然増えたということになるのでしょうか。実際には増えたのではなく、車で例えると「ブレーキが壊れた状態」だと捉えられます。ブレーキが壊れていますから、アクセルを踏めば踏むほど加速でき、心地よい風を受けて気持ちのいい状態になります。しかし、エネルギーが増えた状態ではありませんので、その状態を続けていると、いずれエネルギーが枯渇し、今度はうつのフェーズになります。

　同時にアクセルをガンガン踏んで走っている状態は、一般道を時

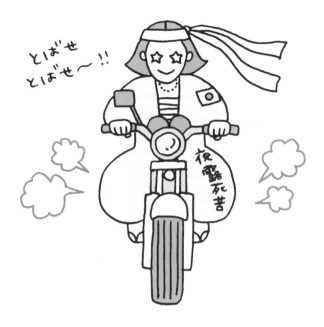

速100km以上で走っているようなものです。他の車にガッツンガッツンぶつかったり、電柱や家にぶつかりつつ疾走している可能性があります。走っているときは気づきませんが、エネルギーが枯渇し動けなくなったとき、自分の走り方を振り返り、他人に対して攻撃的な言動を繰り返したり、買い物をし過ぎるなどの不適切な行動を自覚した結果、非常に落ち込むことになります。エネルギーが枯渇している状態で、さらに心理的に落ち込むことで、ますますエネルギーを消耗する事態が発生します。どんなに気持ちいいと感じていても、今すぐブレーキを直すという治療が必要であると説明しています。

抗うつ薬の効果をどう説明する？

　双極性障害（躁うつ病）の薬物療法として、気分安定薬や抗精神病薬が使われます[11]。一方、これらの薬は抗うつ薬で治りきらないうつ病に、抗うつ効果増強療法として追加されることもあります[12]。「躁状態に薬を使うということは、抑えつけるということでしょう。抑えつけられるのは嫌なんですけど」と訴える人に、躁状態に対する薬をわかりやすく説明するためには、どうしたらいいでしょうか。

　誰しも気分の波はあります。そして、気分の波が落ちていくのがうつ病です。抗うつ薬はこの落ちた気分に対して、上がれ上がれと働きかける薬です。躁うつ病は、気分の波が上がる躁の状態と、気分が落ちるうつの状態とを繰り返す状態です。気分の波の振幅が大きいのです。躁状態に投与される薬は、上から気分を抑えつけるというものではなく、この大きな振幅の波

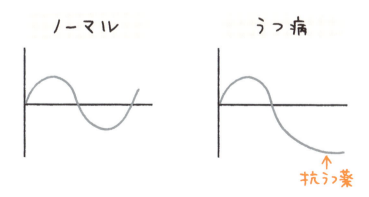

第4章　心のエネルギーのマネジメント活用事例

を、適切な振幅の波に調整するものです。波の振幅の調整ですので、上がりすぎた気分もほどよく下げますが、下がりすぎた気分もほどよく上げる作用を持っています。ですから、躁状態にも使いますし、抗うつ薬の効果が今一つの患者さんに対し増強療法としても使われるのです。

　このように説明すると、「躁状態を薬で抑えつけて治す気だ。抑えつけられたらまたうつ状態になるんじゃないか」という対象者の不安を除くことができます。躁状態の患者さんで治療を嫌がる人は、今の気持ちが気持ちいいから変えたくないという理由と、抑えつけられるのはたまらないという理由の2つが大きく考えられます。そのため、今、気持ちよくても、ブレーキが壊れているため反動でエネルギーが枯渇するリスクが高いこと、躁状態に対する薬は抑えつけるのではなく、気分の波の振幅を適切にする薬であることを説明すれば、治療に対する不安を弱めることができるのではないかと考えています。

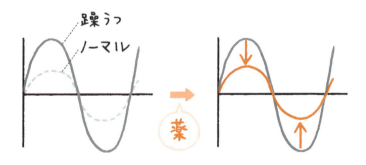

4 幻覚妄想を認めるケース

●症例D　55歳　男性

　このケースは、産業保健の現場ではなく、精神科外来を舞台に提示します。
　Dさんは警察に勧められて精神科外来を受診してきました。ここ数カ月、隣人の嫌がらせがひどいとのことです。「夜中に自宅の壁をドンドン叩いて嫌がらせをしてくる。うるさくて眠れないから注意しようと思って外に出るとすぐに逃げる。あまりにもそのような状態が続くから警察に連絡した。警察が見回りに来てくれたけど、特に異常はないと言われた。嫌がらせのせいで眠れていないと訴えたところ、警察から眠れていないなら一度精神科を受診してみてはどうかと言われて今日、受診した」とのことでした。また、「眠れないなら薬を飲もうかとも思うけど、隣人の嫌がらせで眠れなくなっている。どうして嫌がらせをしているほうを罰せず、嫌がらせを受けている自分が薬を飲まなくてはいけないんだと考えると、納得がいかない」と述べました。

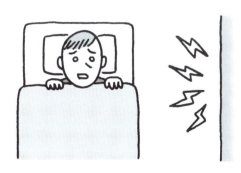

仕事は特に休むことなく行けており、アルコールは飲まず、不法薬物の使用も否定しました。壁を叩く音について、どうして隣人がやったと思うのかを聞くと、「音がして、急いで出ても、誰もいない。隣人じゃないとすぐに隠れることができない。それに隣人は前から自分を見張っているところがある」と言います。

　精神科医はまず、音の原因が何であるかはわからないと保留にし、「不眠は心のエネルギーの低下で出現するので、あなたの心のエネルギーは少し低下しているものと考えられます」と説明しました。次に「心のエネルギーが低下すると敏感さが強まります。さまざまなセンサーが過敏になって、いろいろな状態をセンサーが拾います。痛みのセンサーが過敏になった人は、頭痛や胃痛、腰痛などのさまざまな痛みを感じるようになります。音のセンサーが敏感になった場合、どんどん音を拾う結果、そうでなくとも煩わしく感じられていた音が余計きつくなります。あなたの場合も、音の原因が何かはわかりませんが、エネルギーの低下によりセンサーが過敏になった結果、さらに音を拾うようになり、疲れ果てて、ますますエネルギーが低下し、さらに音を拾う……という悪循環に陥っていることはないでしょうか」と伝えました。Ｄさんは、「いつ嫌がらせを受けるかわからないし、当然敏感になっている」と答えました。

　さらにＤさんへ「シューティングゲームで、戦闘機がシールドに覆われていて、敵の攻撃に３発までは耐えられ、３発食らうとシールドがなくなり、次に敵の攻撃を受けるとやられる、というものがありますよね。われわれは、みんな目に見えないシールド（防御壁）がついていて、そのシールドで自分と他人とを区別しているところがあります。ところが、心のエネルギーが低下すると、このシールドが弱まってしまうのです。刺激がダイレクトに体に刺さるよ

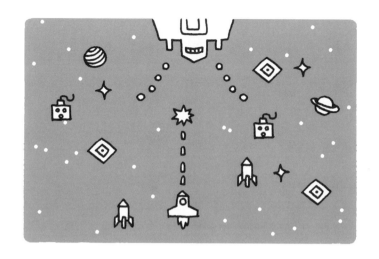

うになり、当然、敏感さも強まります。そうなると周りの人の動きが気になるし、怖くなります。自分を防御するシールドが弱まっているわけですから。昔のご自分と比べて、何かシールドが弱まった感じがしませんか」と話しました。この説明に対し、Dさんは「昔に比べて敏感になっているのは間違いない」と答えました。

そこで、「不眠、音への敏感さ、自分を守るシールドが弱まったことに伴う他人に対する怖さ、敏感さは、心のエネルギーの低下にもとづいて出ている症状と捉えることができます。これを放置していると、さらに心のエネルギー低下を招き、ますます症状が重くなる可能性があります。まずは敏感さを和らげる薬を飲んで、しっかり眠れるようにして、心のエネルギーを高めていきませんか」との説明を行ったところ、Dさんは内服加療に同意しました。

● **解　説**

　幻覚妄想状態を心のエネルギー理論でどう説明するかについて、精神科外来初診のケースを提示してみました。

　Dさんは、「隣人が音を立てて嫌がらせをする」という考えに確信を持っています。そして実際に困っていますから、警察まで呼んでいます。確信を持っている内容を否定しても、Dさんの不信感は増すばかりでしょう。実際に隣人が嫌がらせをしているかどうかはわかりません。わからないことは保留です。

　Dさんも精神科医も、双方がそれは事実だと認めることは何でしょうか。それは、Dさんが眠れていないということです。音に苦しんでいるということです。隣人が見張っているので不安だと思っているということです。この事実を取り上げます。そして、これらの事象は全て心のエネルギーが低下したことにより出現した症状と捉えます。

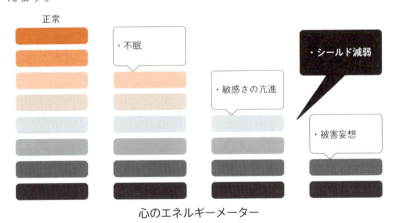

心のエネルギーメーター

　心のエネルギーが低下したことにより出現している症状を放置していると、その症状によりさらなるエネルギー低下を来し、さらに症状が強まるという負のスパイラルが発生します。

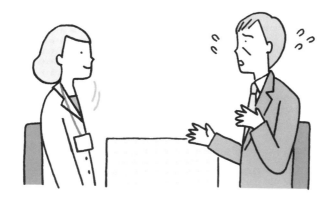

　産業保健の場でも、適応障害やうつ病と比べると稀かもしれませんが、ときに幻覚妄想症状を抱えている労働者との面接が必要になる場面があるかと思います。「嫌がらせを受けている」かどうかの真偽は、こちらもわからないわけですから保留とします。心のエネルギー低下により敏感さが亢進した状態の説明は、シールドに限らず、何でもいいと思います。あくまで対象者の心のエネルギーがどうなっているかを見積もるというアプローチで、対象者が納得できる説明が重要なのではないかと思います。

　産業保健の現場で、幻覚妄想状態の症状を呈しており、専門医への受診を勧めても嫌がる場合、「心のエネルギーが落ちた結果、敏感さが強まっている」という説明を行い、視点を敏感さに持っていくことで、治療の必要性に納得していただけるのではないかと思っています（もちろん、うまくいく場合ばかりではありませんが）。

自他を区別するシールド

　学生時代、統合失調症の症状[9]として、「自分の考えが世間に広まっている」（考想伝播）、「自分の体や考えが誰かの力で操られている」（させられ体験［作為］）、「自分の中に誰かの考えが入り込んでくる」（思考吹入）などが認められると勉強したことを覚えていらっしゃいますか？

　自分と他人との境界、自他の境界が曖昧になるこの状態を、どうイメージすればいいでしょうか。私のイメージは、われわれは通常、シールドに囲まれることで、自己と他者を区別しているというものです。そして上記の症状は、このシールドが減弱したことにより他者が直接自分に入り込むという体験になっているのではないかとイメージしています。

　これはあくまで私のイメージです。みなさんはどんな状態をイメージされますか。

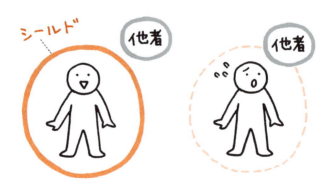

5　ADHDのケース

●症例E　25歳　男性

　Eさんは業務上のミスがあまりにも多いということで、精神科を受診し検査したところ、ADHDの診断がつき内服加療が始まりました。主治医から、「ミスをしやすい傾向を認めるため、ダブルチェックなど、職場でフォローする体制が望ましい」との診断書が提出されました。Eさんのパソコンのモニターには、やるべきことが記された付せんが貼られており、一つひとつ済ませたら、対応する付せんを取ることで、漏れがないように対応していました。

　上司もEさんの心理特性を把握し、ダブルチェックを実施して、顧客に迷惑がかからないようチェックしています。Eさん自身も、「ただ聞いているだけではそのまま聞き流してしまうので、常にメモを取るようにしている」と、自分なりにミスをしないよう対策を取っていました。Eさんは、「上司のチェックもあり、助かっている」と言いますが、どこか覇気がなく、疲れている印象でした。睡眠に関しては、眠れてはいますが熟眠感はあまりなく、主治医に相談しましたが、様子を見ようと言われたとのことでした。

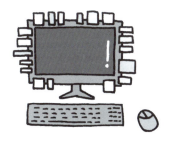
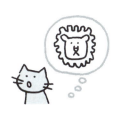

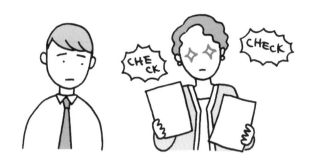

　業務上は大きな問題はないようでしたが、産業医はＥさんの覇気のなさが何とも気になりました。もともと覇気のないタイプなら、もともとの人となりであり、連続性があります。もともとがどうであったかを尋ねると、大学時代はサークル活動を楽しんでおり、外向的な性格であったと言います。覇気がないという状態、ならびに熟眠感がないという状態から、心のエネルギーの低下を思わせる状態を認めるため、定期的にフォローしていく設定としました。その後も、頭が回らないなどの明確なエネルギー低下を認めることはありませんでしたが、覇気のない状態が続きました。

　そのうちに人事異動が行われ、Ｅさんの上司が別の方に変わり、明らかにＥさんの表情が変わりました。生き生きと精彩を帯びてきたのです。産業医は驚いて、今までと何が変わったのかを尋ねました。「前の上司は、自分が絶対にミスをするという前提で、常に確認されていました。ミスがないように確認してもらえるのはありがたいのですが、正直、ちょっと息が詰まる感じがしていました。今の上司は、絶対にここだけは押さえなくてはいけないというポイントだけ押さえるタイプで、それ以外はうるさく言われません。だからのびのび働ける感じがします」とのことでした。

その後も会うたびにEさんの表情は生き生きしており、仕事に対して自信を抱けるようになっていることが感じられました。新しい上司の評価も、「ミスが多いという心理特性は聞いているが、肝心なところさえこちらで押さえていれば、特に問題はない」とのことでした。熟眠感のなさという、心のエネルギー低下を思わせる症状も全く認められなくなり、産業医のフォロー面接は終了しました。

● 解　説

　職場において、ADHDだけでなく自閉症スペクトラム障害など発達障害の診断がつく方は決して少なくありません。発達障害それ自体は、別に心のエネルギーが低下しているわけではありません。発達障害は、情報の処理の仕方が違っていると捉えることができます。何が問題かといえば、情報の処理の仕方が違うことにより、職場が求めるパフォーマンスに至らないことです。ADHDの場合には、ミスが多かったり、情報の取りこぼしなどが発生します。それにより顧客に迷惑をかけるのであれば問題ですから、職場のフォローが必要となります。

　Eさんの場合、すでにADHDと診断がつき、内服加療も行われ、また主治医から配慮するよう診断書も出ていました。実際に配慮はされていたのですが、前の上司の配慮は「ミスを見逃さない」という方針のもと、常にチェックされるというマイクロマネジメントになっていたようです。この設定は、見方を変えると「あなたは常にミスをする人間だから、常にチェックします」という、Eさんの自信を損なう設定になっていました。その結果、ミスは防げましたが、Eさん自身は常に、微妙に心のエネルギーが低下した状態で、覇気のない状態になっていました。

第4章　心のエネルギーのマネジメント活用事例

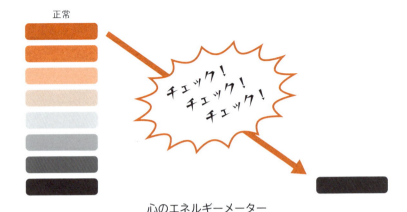

心のエネルギーメーター

　覇気のない状態に対して、面接を継続するという設定にはしていましたが、「チェックしてもらえてミスが発生しているので感謝しています」と訴えるEさんの表面的言動を受け止めて、背後にある「マイクロマネジメントされていて苦しい」という気持ちを汲み取れなかったのは、大いに反省すべき点です。マイクロマネジメントで苦しんでいたことが明確になったのは、次の上司がポイントだけ押さえるスタイルで、それ以外はEさんに任せる設定としたことで、Eさんが生き生きとし始めたからです。覇気のない状態と、生き生きしている状態とを比較することで、初めて覇気のない理由が明確になりました。

　繰り返しになりますが、発達障害それ自体は、心のエネルギーが低下した状態ではありません。発達障害により業務がうまくいかない、周囲とうまくいかないことにより、心のエネルギーを低下させていくのです。そのため周囲のサポートが必要なのですが、そのサポートが適切であれば、生き生きとしますし、過剰なチェックといった圧をかけるような設定になれば、覇気を失っていくことになります。重要なのは上司のサポートスキルになります。

上司の評価スタイル

「上司の方はサポートスキルを磨きましょう」と言うのは簡単ですが、現実的にどうスキルを磨くのかは、極めて難しい問題です。仮に、マイクロマネジメントは対象者を疲弊させるため、上司がチェックを緩めたとしましょう。その結果、顧客に迷惑をかけるような事態が許されるかと言えば、それは許されません。では、顧客に迷惑をかけないような業務を選んで、その業務を担当してもらおうということになります。適切な業務があればよいのですが、なければ顧客対応も含まれる業務にどうしてもなります。また、たとえ内部のサポート業務を担当するにしても、チェックを緩めてミスばかりでは、同僚の不満が生じます。適切な上司のサポートスキルがどうあるべきかは、本当に難しい問題だと思います。

Eさんのケースからヒントがもらえないか考えてみましょう。Eさんの新しい上司と話していると、サポートは肝心なところだけしっかり押さえる方針でしたが、評価自体もEさんの心理特性に沿って行っていました。Eさんにとって8〜9割のパフォーマンスが発揮できているならよしとするというものです。

私なりの理解を記述すると、会社が100のパフォーマンスを求める業務のうち、ある心理特性のためそもそも100には到達せず、最大で70しか到達しないとします。心理特性に合った100のパフォーマンスを出せる業務を探すのが筋ですが、

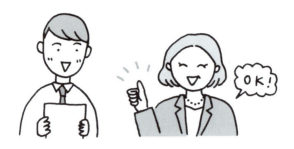

　見つからない場合、最大70しか出せない業務を任せることになります。Eさんの新しい上司は、最大70のうち8〜9割ですから、56〜63でもよしとするという考え方です。評価を単純に、8割を優、7割を良、6割を可としますと、本来求めるパフォーマンスが100ですと、60を超えないと可にはなりません。最大パフォーマンスが70の人は、頑張って8割を達成しても56で、60を超えていないのです。しかしEさんの新しい上司は、8割頑張っているのだからよしとするという評価法でした。

　一方、心理特性がどうであろうと、基本的に100のパフォーマンスを求めているのだから、60以上でないと認めないという評価法もあります。この評価法は、最大70しかパフォーマンスが出せない人にとっては、かなり厳しいものになります。8割頑張っても60を超えませんから、常に最大限に頑張る必要があります。加えて、60を切れば不可という評価法では、上司の中には60前後のパフォーマンスしか出せない部下に対して、口には出さないまでも「この部下は使えない」オーラを

出す人がいます。これでは部下も委縮してしまい、最大限に頑張ることができません。本人としてはかなり頑張ったつもりであっても、常に上司からダメ出しされますから、この、どんな心理特性であれ60以上でなければ認めないという評価法は、かなり精神的につらい状態です。

実際に、Eさんとは逆のパターンのケースも経験しています。前の上司は部下の心理特性に合わせた評価をしていたのに対し、新しい上司は100に対して60以上のパフォーマンスでなければ認めないというスタイルを取ったのです。これまで精神的に安定し何の問題も認められなかった人が、途端にメンタルヘルス不調を認めるようになりました。

業務に対する評価を、このように単純計算でできないことは承知していますが、上司の評価法として、大きくこの2パターンがあると思います。要休業になると、得られるパフォーマンスはゼロになってしまいます。それでも心理特性に関係なく60を超えることにこだわりますか？と思うのですが、みなさんはどう思われますか。

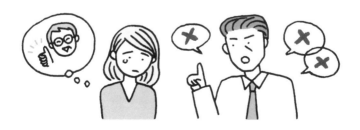

6 介護問題を抱えたケース

● 症例F　57歳　男性

　Fさんはストレスチェックで高ストレスと認められ、産業医による面接を希望されました。聞けば母親が認知症で、介護をしていて時間的にゆとりがないとの訴えでした。買い物や料理はヘルパーが入っていますが、母親はさまざまな疾患を抱えていて、突然症状が悪化することもあり、その度に会社を休んで病院に連れて行っているとのことでした。また、母親は何かあるとFさんに電話をかけてきて、それは夜中でもお構いなしなのだそうです。平日は自宅で家族と過ごし、週末は土日とも実家に帰り母親の世話をしています。「職場には状況を理解してもらっていますが、しょっちゅう休んで迷惑をかけており、仕事を辞めようかと考えています」と語りました。そうすれば介護に専念できていいのではないかと思っていたところ、高ストレスで産業医による面接を勧めるとの連絡が来たので、アドバイスをもらおうと思い、面接を希望したとのことでした。

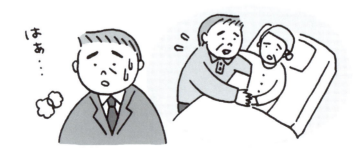

施設入所を検討しないのか聞いたところ、母親が嫌がっており、子どもは自分一人であるため、自分が面倒をみるしかないと言います。Ｆさん自身はどう思っているのか聞いたところ、「施設にお願いしたいという気持ちはありますが、母親が嫌がっているなら自分が頑張るしかないかなと思っています」と答え、今の状態がもう2年以上続いているとのことでした。妻も働いており、妻自身の親の介護もあり、母親の世話をするのはＦさんだけになっていました。

　エネルギー低下の目安となるサインとしては不眠が認められますが、基礎疾患で通っている内科で睡眠薬を処方してもらい、それで眠れているとのことで、業務もこなせており、現時点では専門医の受診が必要なほどの心のエネルギー低下は認められませんでした。ただ、介護がいつまで続くのか、先が見えないことに対する漠然とした不安は認められました。Ｆさんは仕事と介護の両方では時間的にも体力的にきついため、会社を辞めることを考えており、これ以上に職場に迷惑をかけたくないと繰り返し訴えました。

　そこで産業医は次のように考えを伝えました。「締切は1週間後、あるいは1カ月後と、そこを乗り越えればあとは楽になるという設定であれば人間は頑張れます。しかし介護は違います。継続して介護し続けなくてはいけません。そうなると、あなたがすでに感じているように、この状態がいつまで続くんだ、先が見えないと当然思うようになります。長い長い戦いになります。ですので、常に心のエネルギーを消耗しないようにシステムを組み立てないと、枯渇して破綻してしまうリスクがあります。

　会社を辞めて介護に専念するシステムで、エネルギーが枯渇しないかどうか考えてみましょう。会社と介護という2つの作業が、介護のみになるわけですから、一見、負担は軽くなりそうです。会社

に行っていた時間を自宅で自分のために使うというのであれば、負担は軽くなります。しかし実際には、会社に行っていた時間を実家で過ごし、ずっと介護するとなると、負担は減りません。

　会社を辞める最大のデメリットは、社会とのつながりがなくなるとまではいかなくとも、確実に弱まることです。介護と会社とで、肉体的にはきついと思いますが、会社で仕事の話をしたり、軽い冗談を言い合ったりして、ホッとしている自分を感じることもあるでしょう。会社を辞めると、そのつかの間の『ホッ』がなくなります。介護に専念すると、実家というある種、外部と遮断された閉塞空間で過ごすことになります。

　さらに、身内が介護する最大のリスクは『期待』だと思っています。自分を育ててくれた母親です。その母親が自分のことも自分で見れないという状況は、子どもとしてなかなか受け入れがたいものがあります。そして『これぐらいはできるはず』と期待してしまいます。母親は認知症ですから、期待は裏切られることが多いでしょう。期待が裏切られると、怒りの感情が湧きます。まだ会社という、介護とは違う居場所があれば、心理的にガス抜きができますが、会社を辞めて実家のみという閉塞空間の場合、怒りの感情が湧いたとき、その感情をそのまま母親にぶつけてしまうかもしれません。そうなると、母親のために介護に専念しようと思って会社を辞めたのに、何のために会社を辞めたのかわからなくなります」。

　こうした説明に対し、Ｆさんは、会社を辞めて介護に専念するというのは、介護する時間を確保することと、また会社にこれ以上迷惑をかけたくないという２点から考えたことで、閉塞空間で発生するリスクは考えていなかったと述べました。産業医は具体的なアドバイスとして、母親のケアマネジャーに介護の状況が辛いことを率

直に話し、施設入所も含めて今後どうするのがよいか検討してもらうことを提案しました。

仕事は辞めようと思えばいつでも辞められますが、一度辞めると戻ることはできません。介護は長い戦いになるため、対象者自身の心のエネルギーをいかに消耗させないかが重要になります。そのためには、さまざまな選択肢を持っておくことが重要で、急いで選択肢を狭めるのは得策ではないと思われると伝えました。

その後、Fさんはケアマネジャーに相談し、ケアマネジャーは母親に合う施設を探すことを請け負い、また母親の説得は任せてほしいと言ってもらえたとのことでした。「会社には何かと甘える形にはなりますが、今は辞めずに頑張ろうと思います」とFさんは語りました。その後、Fさんの母親の施設入所が決まり、Fさんから「面接はなしで大丈夫」との申し出があったため、フォロー面接をいったん終了とし、不眠が強まるなどの症状が出現したときはまた相談してもらうようにしました。

● 解 説

Fさんは、平日は業務、土日は介護と休息する日がなく、先の見えない漠然とした不安を抱えている状態でした。この不安は、介護がいつ終わるかわからないため、常識的に考えて理解できる不安です。しかし、時間の経過とともに不安は増大し、心のエネルギーが消耗していくことが予測できる状況でした。Fさん自身もそれは感じており、Fさんが考えるエネルギーバランスの調整は、業務というエネルギー消費をなくすことで、エネルギーに余力をもたらすという考え方でした。

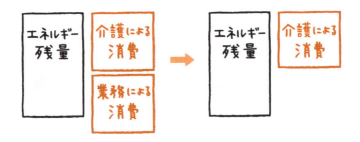

　しかし実際には、Fさんの考えるようなエネルギーバランスにはなりません。仕事に行っていた日を自宅で休むというのなら、エネルギーに余力が発生しますが、仕事に行かない分、実家にいて介護にその時間を費やすというのであれば、仕事で介護から離れることもできませんから、気を紛らわすことはできず、今までよりもエネルギー消費量は余計に大きくなってしまいます。

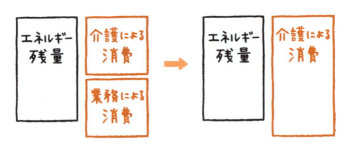

　そして、家族しかいない閉塞空間で、心のエネルギーを消耗し、心にゆとりがなくなると、「こんなに疲れるのは介護のせいだ」と母親に対する攻撃性が発生する可能性があります。これでは何のために仕事を辞めたのかわからなくなります。常にエネルギーにゆとりを持たせるためにどうするかを考えるのが、心のエネルギーのマネジメントであり、破綻しないコツです。介護は長い戦いになります。エネルギーの消費に対して、エネルギー残量を多い状態にしてエネルギー収支をプラスの状態にしないと破綻してしまいます。

「会社に迷惑をかけている」「申し訳ない」と何度も訴えていたことから、もともとＦさんがとても誠実で、真面目な性格であることがわかります。Ｆさんのような心理特性の人は、心のエネルギーが消耗した際、「自分が自分のパワハラ上司」になる可能性が高くなります（→ 37p）。「頑張らないといけない」という考えがベースですから、心のエネルギーが低下して頑張れなくなった自分を許せなくなる可能性が高いのです。

　仕事を辞め、実家で介護という閉塞空間で心のエネルギーを消耗させ、そこに「もっと頑張らないといけない」と「自分が自分のパワハラ上司」が出現し、エネルギー消耗の負のスパイラルが発生しても、パワハラ上司が人に頼ることを許しません。その場合、対象者のみでなく、母親も含めた対象者の家全体がかなりリスクの高い状態になると予想されました。

　実際にどうするか、仕事を辞めるか続けるかは、Ｆさんの人生です。Ｆさんが決めればいいことです。ですが、Ｆさんは産業医との面接を希望しました。本当に仕事を辞めたければ、産業医に相談する必要はありません。産業医による面接を希望した時点で、Ｆさん自身、介護の限界を感じていたのではないでしょうか。

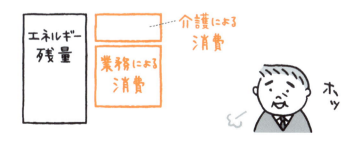

第4章　心のエネルギーのマネジメント活用事例

「期待」という怒りの原因

　私は「期待」は怒りの原因になると考えています。例えば、メンタルヘルス不調で休職に至った人が復職するという流れになった場合を考えてみましょう。産業保健がどう関わるか、以前にも説明したにもかかわらず、人事担当者が全く覚えていない場合、昔の私はイライラしていました。「説明したのに、どうして把握していないんだ。また一から説明とは時間の無駄ではないか」と。

　しかし、今ではイライラすることは少なくなりました。考え方を変えたからです。毎月休職者が発生していれば、手続きも覚えるでしょう。しかし半年に1回、1年に1回休職者が発生するというのであれば、説明したことを覚えておくということ自体無理です。

　なぜ以前の私がイライラしていたかといえば、こちらが説明した以上、当然そちらは覚えているはずだと「期待」していたからです。期待が外れると、どうも人間は怒りの感情が湧いてくるようです。怒りの感情が湧かないようにするには、期待しなければいいという考えに至りました。

　では、担当者が説明を何度忘れても、都度説明することをそのまま受け入れるのかというと、それも違います。担当者が覚えなくて済むように、われわれ産業保健スタッフが都度説明しなくて済むように、システム化できないかと考えるようになり

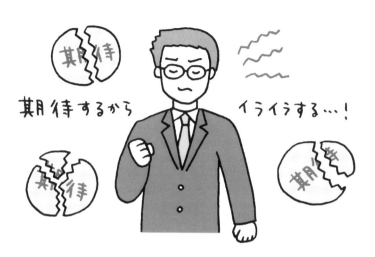

ました。期待しないという考え方に加えて、このシステム化できるかどうかという考え方も、怒りの感情を抱かせなくする方法だと考えています。当然やるべきだと思っていたことをやっていない人がいたとき、その人に対して怒りの感情を抱くのではなく、その人が対応できないシステムになっているのではないか、システムのどこに問題があるのかと考えると、怒りの感情が湧いてきません。

　イライラしそうなとき、「期待しない、期待しない」「システム化、システム化」と唱えるようにしています。

7 「考えなさい」といっても考えないケース①

症例G　24歳　女性

　Gさんは入社2年目で抑うつ状態となり、適応障害の診断で6カ月間休職しました。前の上司との折り合いが悪く、調子を崩したとのことで、上司が変更となりました。新しい上司の元で復職となった、このときから産業医は担当することになりました。

　産業医が面接をしていて、まず気づいたのは、「はあ」と元気なく答えることが多いという印象でした。睡眠は取れているとのことです。前の上司との関係を聞くと、「一番きつかったのは『考えなさい』と言われることです。まだどう対応していいのかわからないのに、最初から『考えなさい』と言われるので、とても困惑しました。具体的にどうすればいいのかわからないので、聞いているのに、何も教えてくれないのです」と語ります。

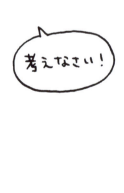
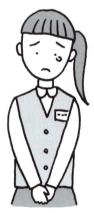

そこで、具体的にどうすればいいかわからないというケースに、どんなものがあるのかを聞いてみました。「例えば、お客さまがAということで困っているとします。上司としては、Aで困るという場合、お客さまの気づいていないa・b・cというニーズが隠れているから、それがどれなのかを考えろということのようなのです。でも、そもそもお客さまがAと言った場合、a・b・cというニーズがあるとはわからないから、考えようにも考えられない。わからないから聞いても『考えなさい』としか言ってくれないから、自分としてはどうしていいのかわからず、そうこうしているうちに眠れなくなって、ご飯も食べられなくなり、どんどん痩せていくので、受診という流れになりました」とのことでした。

　これだけ見るとよどみなく会話しているように感じられるかもしれませんが、実際の会話は元気がなく、少しずつ話していくというもので、この問題点を聞き出すのにも時間を必要としました。大学でサークル活動などをしていたかを尋ねるも、「特に何もやっていない」とのことで、もともと人との交流は苦手だったと答えます。今の上司はどうかと聞くと、「困ったことがあったら言って」と言ってくれており、安心しているとのことでした。

　Gさんの新しい上司に、Gさんが困っていた内容を伝えたところ、上司は「え、そうなんですか。それはずいぶんと遅いですね。Gの経験年数からすると、そんな内容、パッと出てくるレベルなんですけど」と言います。そうは言っても、Gさんはそれがわからないと言っているので、知っておくべき知識がGさんの頭の中に入っていない場合は、一つひとつ教えていくしかないのでは？とお伝えしたところ、上司は「それはそうですね」と納得していました。

　新しい上司から、「全面的にサポートしたいと考えていますが、

こちらがいろいろ伝えても『はあ』という元気のない返事しか返ってこないので、パワハラだと思われたらどうしようと不安になることがあります。自分の対応に問題がないか確認したいため、Gの面接の後に上司である自分の面接もしてほしい」との要望がありました。産業医も同じ不安を感じていたため、快諾しました。

　その後、上司はGさんに同期とは違う課題を割り振り、課題の難易度を段階的に上げていくスモールステップの形式で一つひとつの課題をクリアしていく設定にしました。Gさんは新しい課題に戸惑いながらも、各課題をクリアすることでやる気を見せていきました。「わからないことを聞いても、今の上司はすぐに教えてくれるので助かります」と笑顔も見せるようになりました。これまで元気なく「はあ」としか返事をしなかった頃と比較すると、比べものにならないほど生き生きしていくのがわかりました。上司も同じように感じたようで、もう産業医との面接は必要ないと言い、上司面接は終了となりました。

　Gさん自身もすでに精神科は受診していない状態であり、仕事も軌道に乗っているようです。今後の産業医との面接をどうするか聞くと、「自分の状態をモニタリングするのに役立つので、もしよければ継続をお願いしたいのですが」と答えました。引き続き、数回の面接を繰り返した後、Gさんも業務が忙しくなり、面接はもう必要ないとのことで終了となりました。

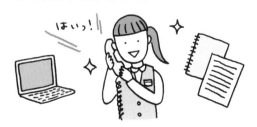

● 解　説

　「考えなさい」と言われても、考える具材が入っていなかったため、考えられず適応障害となったケースです。Gさんの前の上司は「すでに考える具材となる知識は与えている。だから考えるトレーニングをさせなければ」と考えたのでしょう。しかし、Gさんにしてみると、そもそも知識が入っていないので、考えようがないわけです。「考えなさい」と言われ、どう考えてよいかわからず、心のエネルギーを消耗していったのだと思われます。

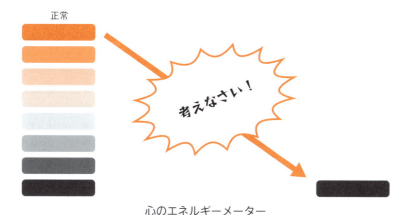

心のエネルギーメーター

　新しい上司の反応から考えて、Gさんは知識を身につける速度が同期より遅かった可能性があります。新しい上司はその点を考慮し、Gさんに対して独自の課題を与え、スモールステップの形式をとることでGさんに自信をつけさせていきました。

　Gさんとの面接は、産業医にとっても常に不安を感じさせるものでした。浮かない顔で「はあ」と答えられることが多く、質問してもボソボソと細切れに話をしてきます。眠れており、働く意欲もあるとのことで、心のエネルギーが低下しているわけではなさそうなのですが、この状態をどう捉えるべきか、ひょっとしてGさんは面

接を苦痛に感じているのではないかと、常に不安を感じていました。

　面接には保健師に同席してもらい、面接終了後に「私の面接はGさんに圧をかける感じではありませんでしたか？」と毎回確認するぐらい不安に感じていました。ですから、新しい上司が自分の対応に問題がないか確認したいと面接を希望した気持ちは、産業医にもとてもよくわかりました。

　その後の経過から、Gさんが「はあ」とだけうなずき、ボソボソとしかしゃべらなかったのは、自信がなかったせいだということが判明しました。新しい上司の指導が功を奏し、表情がガラッと変わりました。明るくなり、会話量も増えました。

　第3章のコラム（→74p）で述べた通り、私たちは理解できない現状を、理解できないまま抱えるということがとても苦痛です。「この人は発達障害だから、理解できなくても仕方ない」とレッテルなどを貼ることで何らかの理由付けを行い、安心感を得ようとします。「なぜこの人は、話すときにこんなに元気がないんだろう？」と考え続けることが重要です。ただし、この理解できない状態を抱え続けるのは苦痛なのです。その場合、産業医が常に保健師に相談していたように、複数で抱えるということが勧められます。この、複数で抱えるという設定は、安易に因果関係で納得しようとしたり、対象者に何らかの疾患のレッテルを貼り曖昧な状態が続くのを回避しようとすることへの対策法の一つです。

上司の教育スタイル

　Gさんのケースでは、上司の教育スタイルが2つ挙げられています。1つは前の上司の「考えなさい」というスタイルです。もう1つは新しい上司の、部下の学習速度に合わせて課題の難易度を段階的に上げていくスモールステップのスタイルです。

　前の上司の教育スタイルは、「教えるべきことは教えた。すでに知識は身についているはず。だから部下が自分自身で考えることが次のステップになる。したがってアドバイスは『考えなさい』だ」という考え方が根底にあると思います。この教育スタイルでは、部下一人ひとりの学習速度は考慮されていません。知識が身についていない部下にも「考えなさい」とアドバイスすることで、部下は途方に暮れることになります。学習速度には個人差があり、個人に合わせた対応を取らないと、成長する前にエネルギーを消耗してしまうことになります。新しい上司は、Gさんの学習速度に合った課題を提示するというスタイルを取り、成功させました。

　上司の負担という観点で考えると、前の上司は全ての部下に一律の対応を取るわけですから、負担は大きくありません。一方、新しい上司は個別に教育プログラムを組むことになるので、かなり負担がかかります。しかし、部下にとって効果的なのは、新しい上司の教育スタイルでしょう。新しい上司の教育スタイ

ルを実践するためには、まず上司自身が部下の特性に合った個別教育が重要であると認識する必要があります。そして、個別にスキルトレーニングする課題を部下に与えることが求められます。経験の浅い部下は、困っていても、何に困っているか言語化できない場合が多いので、部下がどこで引っかかっているのかは、上司が推測しなければなりません。したがって、個別教育にはかなり上司の労力が求められることになります。メンタルヘルスケアの観点から、われわれ産業保健スタッフも、上司の部下教育に少しでも貢献できたらいいなあと私は思っています。

　みなさんの上司はどういう教育スタイルですか？　え？　教えてくれる上司なんていないですって！……本書を読んで、頑張りましょう！

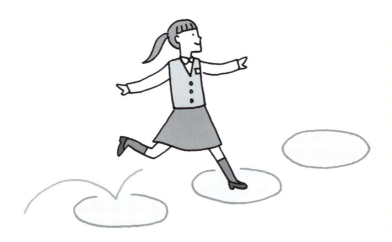

「はあ」と答える若者

　最近、自信がないために「はあ」としか回答してこない若者との面接を経験するようになりました。彼らは曖昧な表情で「はあ」と答える状態から、業務に自信がつくに伴って、笑顔で発言量が増えていくという姿に変わっていきます。これは、若者の成長を見守ったということで、産業保健スタッフとしてはとてもうれしいことなのですが、面接中に浮かない表情で「はあ」としか回答が戻ってこないとき、面接をしている側としてはとても大きな困惑を抱きます。

　Gさんのケースで、私の面接が効果的だと認識されているかどうかがはっきりしたのは、Gさんの心のエネルギーのマネジメントに問題のない状態となり、今後の産業医による面接をどうするか尋ねた際、「自分の状態をモニタリングするのに役立つので、よければ継続をお願いしたいのですが」と言われたときです。このとき初めて「ああ、自分の面接は意義があると思っていただけていたのだ」と知ることができました。同時に「もっと早く、面接は効果的だと実感していることを伝えてくれていたら、ここまで不安にならずに済んだのに……」とも正直、思いました。この「不快に思われているのかもしれない」という不安は、私だけではなく上司も感じていました。

　このように、若者との面接で、私自身が若者に圧をかけているのではないかという不安を抱き、若者が自信をつけた後、私

の不安は危惧だったと感じる若者のケースを何例か経験してい
ます。最近、若者から感じられるこのスタイル、すなわち「は
あ」と答えることで何を考えているのかを相手にわからせない
スタイルは、どうも自分の状況を相手にわからせまいとする、
一種の韜晦術として身につけている印象を持っています。意識
してその態度を取っているようには見えません。自信がないた
めに、自然とそのスタイルが出るのでしょう。しかし、上司で
あれ、産業保健スタッフであれ、若者の相談に乗る立場です。
「はあ」と回答して自分の状況をわからせない戦術は、相談に
乗る立場の人間を不安にさせ、適切なアドバイスが得られない
リスクが発生するため、決して効果的であるとは言えません。
しかし、どうも結果として損をする、この「はあ」と答える戦
術をとる若者が一定数いるのではないかという印象を持ってい
ます。彼らは業務に自信がついてくると、表情豊かに自分の状
況を語るようになるのです。
　相手が何を考えているかわからない場合、安直にコミュニケ
ーションの障害ではと考える前に、自信がない、つまり不安が
「はあ」と答えさせている、困っているけれど、どう困ってい
るのか明確に言語化できないのではないかということを、若者
との面接では常に考えなければいけないと自戒しています。

8 「考えなさい」といっても考えないケース②

症例 H　23 歳　男性

　営業担当の上司から、業務ができない部下 H さんについて、メンタルヘルス的に問題がないか見てほしいと、産業医面接の依頼がありました。上司によると「基本中の基本である挨拶をしようとしない。本来は自分でいろいろ考えて仕事をやってもらいたいが、そのレベルではない。言われたことしかやらないどころか、言われたことも勝手に自己流に『ここまででいい』と止めてしまったりする」「ただのわがままなのか、発達障害とかメンタルヘルス的に問題があるのかを確認してほしい。能力的にできないのに、こちらがやれと言うことでパワハラになるのが怖い」と訴えます。

　H さんとの初回の面接で、不眠、食欲低下、意欲低下、抑うつ気分、思考制止、不安などの精神症状は認められませんでした。ただ、上司のやり方に納得がいかないとのことでしたが、あまり深く語ろうとはしませんでした。状況が今一つつかめないため、面接の継続を提案しました。H さんの同意が得られたため、状況が把握できるまで毎月面接を行う設定としました。

　「上司のやり方は合理的でない部分があると思う。だから自分で必要ないと思うことはやらないようにしている」との訴えに対し、部分だけ見ると合理的でないと思えても、組織全体で見ると実は合理的ということもあるので、上司と話し合ってみてはと提案するも「上司のことはあまり好きではなく、だから挨拶する気にもならない」と言います。上司とも面接を行うと、「本人が興味を持ちそう

第 4 章　心のエネルギーのマネジメント活用事例

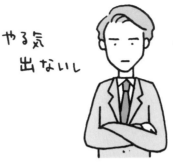

な業務を割り振ってみると、少しやる気を出すが、それでも根気が続きません」との評価でした。その後の面接で、Hさんは「ここだけの話ですが、転職を考えています。この仕事は自分には向かないということがよくわかりました」と語りました。そこで産業医は以下のように伝えました。

「この面接は、上司が期待するレベルに業務が到達しない理由が何らかの症状に起因するものなのか、上司が心配したことから始まりました。現時点であなたに不眠、意欲低下などの精神症状は認められていません。また、あなた自身に業務に対するこだわりがあり、そのためご自分に納得のいかない仕事はやらないというスタイルなのだということがわかりました。ご自身で今後どうするか、しっかりお考えになった上で、上司の方と相談する内容だと思います」と伝え、産業医による面接を終了することを提案し、同意を得ました。また、上司に対しては、転職を考えていることには触れず、「現在、精神症状は認められず、上司が期待する業務をこなさないのはHさん自身の考え、こだわりによるもの」と説明するのはどうかと提案し、同意を得たため、上司にその旨伝えました。また何か困るようであれば相談するよう、Hさんにも上司にも伝え、双方との面接は終了しました。

●解　説

　特に珍しくない若者のケースです。このケースを取り上げたのは上司が「考えなさい」と言って部下が考えない場合、部下には2つの学習課題があることを明確にしたかったからです。1つは先のGさんのケースで提示した、知識やスキルの不足により「考えられない」場合で、この場合は必要な知識の取得、スモールステップによるスキルトレーニングなどが必要になります。もう1つは、Hさんのように本人のモチベーション、態度が問題の場合で、これはいかにやる気を出させるかという課題になります。産業保健が扱うテーマというよりも、上司が扱うテーマとなるでしょう。

　注意すべきは、上司や管理職の人は、部下が「考えない」「やらない」という場合、Hさんのような態度・やる気の問題として捉えてしまうことがあるということです。しかし、中にはGさんのように「考えられない」「やれない」という知識不足、スキル不足の問題を抱えている部下もいます。まずはスキルの問題ではないかと疑い、それが否定されてから態度の問題ではないかと考えていくことが重要だと思います。

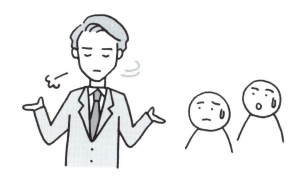

主治医への情報提供依頼書

　業務が十分にこなせない部下に対し、「発達障害などがベースにあるのなら、できないことをやれと命じた場合パワハラになりかねないので、問題がないか見てほしい」と、上司から部下との面接を依頼されるケースが認められるようになってきました。

　上司が気軽に産業保健スタッフに相談する流れがあるのはいいことですが、その分、産業保健スタッフ側には状態を見極めるスキルが求められます。Hさんのように「これはモチベーションの問題だ」とわかりやすいケースはいいのですが、状態がつかめない場合、専門医に依頼する場合もあります。ただ、専門医に何を確認したいのかが曖昧なまま、なんとなく困っていますという情報提供依頼書では、専門医から明確な回答が得られないでしょう。適切な情報提供依頼書を作成するには、本人や上司から何に困っているのかをしっかり聞き取った上で、何を専門医に確認したいのか、産業医自身が整理する必要があります。

　また、大河原[13]は、産業医が主治医に対して依頼書を記載する際に、文章の量に留意しながら記載内容を充実させ、産業医の立ち位置や提供された情報の使用方法を含めて記載することで、主治医との連携が促進されると述べています。この論文では、精神科医にとって読みやすい依頼書のパターンが提示されていますので、目を通しておくことをお勧めします。

第**5**章

メンタルヘルスケアにおける面接とは

① メンタルヘルスケアにおける 3 つの業務

　メンタルヘルスケアにおいて産業保健スタッフが労働者と面接を行うのは、労働者のメンタルヘルスの状況を把握するためです。なぜ把握する必要があるのかと言えば、メンタルヘルスの状態によって、多職種間でその労働者にどういう環境設定を提供するかを決めるためです。例えば、明らかにメンタルヘルス不調を認める場合、専門医を受診する設定にします。そのためには上司に業務よりも受診を優先する必要があると伝え、受診できる環境を整えます。

　精神科では、どの程度の頻度で診察するのか、一回の診察をどの程度の長さにするのかなどの時間的設定、面接室をどうするのか、椅子と椅子との距離をどうするかなどの空間的設定、患者さんと治療者との関わりをどうするかなどの社会的設定を検討する治療設定という用語があります[14]。産業保健でも、メンタルヘルス不調者に対して、本人の意見、職場の意向、主治医の診断をもとに、どういう処遇にしていくか「設定」を決めていくことになります。そして、対象者との面接は、適切な設定を行うための貴重な情報収集の場となります。

　メンタルヘルス不調者に対する設定は、ケースバイケースで決めていくことになりますが、パターンが決まっている場合、システム化したほうが合理的です。例えば、復職判定をどうするか判断する場合、ケースバイケースでこの人は復職可能かどうか、都度考えていくよりも、①本人に復職の意思がある、②生活記録表で、起きるべき時間に起床しており、就業時間に臥床することなく軽作業がで

きていることが確認できる、という2点が満たされている場合、基本的に復職を許可するとシステム化してしまえば、業務の手間が省けます。システム化してしまえば、産業保健スタッフ自身も都度判断しなくて済みますし、対象者本人、労務・人事、上司など職場もどうすればいいのかが明確になります。対象者に対する設定で、似たようなパターンが何度か発生する場合は、システム化できないかを考えていくとよいでしょう。

産業保健スタッフの業務は大きく①面接、②設定、③システム化の3つに分けることができます。本書はこのうち①面接を取り上げています。本書をご覧になっている産業保健スタッフの方は、メンタルヘルスケア対応の勉強をしようと思って手に取っておられることと思います。メンタルヘルスケア対応のうち、何の勉強がしたいか明確になっていますか？面接スキルでしょうか、設定構築スキルでしょうか、システム化するスキルでしょうか。

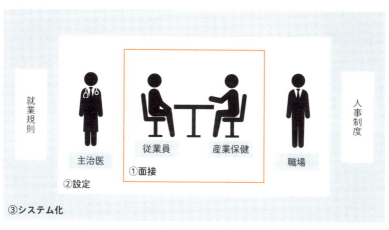

図　産業保健におけるメンタルヘルス対応

第5章　メンタルヘルスケアにおける面接とは

例えば、うつ病で休職中の対象者が復職を希望しており、主治医の復職許可の診断書を職場に提出したケースを考えてみましょう。本人と話した上司は、今の状態で工場に出せば事故を起こし危険であり、とても復職できるレベルにはないと判断したとします。この状況をまとめるスキルが欲しいという場合、学習課題は「適切な設定を構築することができる」になります。

　ただし、適切な設定を行うためには、対象者の心のエネルギー残量の見積もり、業務によるエネルギー消費量の見積もり、業務を続けた場合に心のエネルギー収支がプラスになるかマイナスになるかの見積もりが必要になります。これが面接スキルになります。本書では心のエネルギーという概念を用いることで、面接において対象者の状態を把握する方法を提示しています。面接による心のエネルギーの見積もりスキルがあれば、「上司の言う通り、業務はかなりエネルギーを消耗するため、今のエネルギー量では枯渇する可能性がある」とか、「対象者のエネルギー量は十分ありそうだが、上司は何を懸念しているのだろう」と、設定に向けて何が課題なのか、問題を抽出していくことができます。

　メンタルヘルスケア対応が苦手という場合、ただ苦手というだけでは、何をどうトレーニングしていけばいいのかわかりません。面接スキル、設定構築スキル、システム化スキルと分けて考えると、ご自身の学習課題がすっきり見えてくるのではないでしょうか。

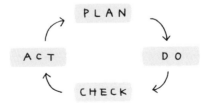

マネジメントシステム

　あなたが産業保健スタッフとして関わっている事業場では、すでにマネジメントシステムが組まれていますか？　組まれている場合、休職者が復職する際などにはどうするか、システムとして決まっており、その流れに沿って対応することになるでしょう。

　そのようなシステムがない場合、産業保健スタッフから職場に対して復職時のルールを提案し、システムとして組んでしまえば、復職のたびにどうすべきかの相談をする必要がなくなります。

　「一つの目的を達成するために多くの立場の人間が関わり、それぞれの役割を明確にできる手順ほど、マネジメントシステムの手順による運用によって有効性は高まる」と森は述べています[15]。職場におけるメンタルヘルスケアは、対象者本人、職場、主治医、産業保健スタッフと、まさに多くの立場の人間が関わっています。常に「これはシステム化できないか」と意識されて業務をなさると、同じテーマで都度悩むことがなくなるのではないかと思います。

2 面接方法に正解はある？

　メンタルヘルス不調者に対する面接方法において、これが正解であるという方法論は明確に定まっていません。この本では心のエネルギーという概念を用いて、産業保健スタッフによる面接のゴールを以下の通り設定しました。

> 1　対象者の心のエネルギーを見積もることができる
> 2　対象者自身が心のエネルギー量を見積もることができるよう
> 　　指導することができる
> 3　対象者の心のエネルギーの燃費を改善するよう
> 　　行動変容を促すことができる

　心のエネルギーの概念を使うかどうかは別として、対象者の状態を産業保健スタッフが把握し、把握した内容を対象者自身に伝え、対象者が発症、再発しないよう行動変容を促すというゴール設定に大きく異議はないのではないかと思います。

　第3章にもありますように（→68p）、判断とは比較することです。比較対象がなければ、自分の面接のやり方が適切なのかどうか判断することはできません。まずは本書の方法論とご自分の方法とを比較してみてはいかがでしょうか。読んでみて「ここは納得できない」という場合、なぜ納得いかないのか、考えてみてください。「限られた時間の中でそこまではできない」ということもあるでしょうし、「そこまでやるのは産業保健としてやり過ぎではないか」と思うこともあるかもしれません。そのように比較して初めて、あ

142

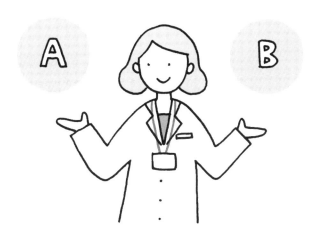

なたのメンタルヘルス不調者に対する面接のスタイルがどういうものか、明確になっていくのではないでしょうか。

　ここまで読み進めてこられた方はおそらく、面接で心のエネルギーという概念を使うことに賛同してくださっているのではないでしょうか。すでに別の概念で面接に取り組まれている方もおられることでしょう。心のエネルギーのマネジメントという概念であれ、別の概念であれ、労働者が元気に働き続けられる状態こそがゴールです。一番あなたに合う概念を模索し、「この概念、好き！」という概念を取り入れて面接に取り組まれてはいかがでしょう。

コラム

メーガーの「3つの質問」

　授業設計をシステム的に構築する際、アメリカの教育工学者であるメーガーが、3つの質問の大切さを指摘しました[16]。

・Where am I going?（どこへ行くのか）
・How do I know when I get there?
　（たどりついたかどうかをどうやって知るのか）
・How do I get there?（どうやってそこへ行くのか）

　1つ目の質問「Where am I going?」は、学習目標です。ゴールですね。ゴールが何かわからないと、そもそも何のために勉強しているのかわかりません。本書ではメンタルヘルスケアの面接におけるゴールを

> ①対象者の心のエネルギーを見積もることができる
> ②対象者自身が心のエネルギー量を見積もることができるよう指導することができる
> ③対象者の心のエネルギーの燃費を改善するよう行動変容を促すことができる

としています。

　2つ目の「How do I know when I get there?」は評価方法です。評価方法を決めておかなければ、ゴールに到達したかどうかわかりません。この本のゴール目標である①②がクリアでき

たかどうかは、対象者との面接でわかります。

　メンタルヘルス不調で休職していた人が復職し、フォロー面接で、

　　・心のエネルギーが低下しているかどうか意識できる

　　・意識した後、適切な対処行動が取れる

この２つのスキルを取得していることが確認できれば、①②はゴールに達したと考えられます。

　対象者にこれまで「自分で自分のパワハラ上司」が出現していたのが、出現しないようコントロールできるようになる、コントロールは難しくともパワハラ上司が出そうになったとき、産業保健スタッフや主治医に相談したというのであれば、ゴール目標の③はクリアできたと評価していいのではないでしょうか。ただ、難しいのは、一度対象者が適切に対応できたからといって、それが継続するかどうかがわからないことです。そのため、③「対象者の心のエネルギーの燃費を改善するよう行動変容を促すことができる」が本当にゴールに達したかどうかは、対象者の行動が元に戻っていないか、時間を追って確認していく必要があります。

　３つ目の質問「How do I get there?」は、教授方略です。ゴールに到達するために、どのように教えるのかということになります。本書がゴール到達への一助になればと願っています。

第５章　メンタルヘルスケアにおける面接とは

❸ 面接する環境は適切ですか？

　精神科医は患者さんから自殺願望を告白されることがあります。患者さんから徹底的にこき下ろされ、人格を否定されるような言葉を浴びることもあります。しかし、精神科医はつぶれません。特別タフになるトレーニングを受けているのでしょうか？　そうではありません。一人で抱えればつぶれるとわかっているので、抱えなくて済むようにしているのです。

　病院ですと「ちょっと悩んでいるんだけど、聞いてもらえる？」と同僚に話しかけ、相談に乗ってもらいますし、ややこしいケースの場合はケースカンファレンスを開き、さまざまな意見を聞くことで自分の状況を俯瞰できるようにします。

　産業保健スタッフがつぶれないためには、次の2つの要素が求められます。1つはガス抜きする場で、話を聞いてくれる同僚やスタッフがいる環境です。もう1つは、何でも抱え込んで耐えようとするのではなく、抱えると危険だと考えてガス抜きしようとする、あなた自身の態度です。

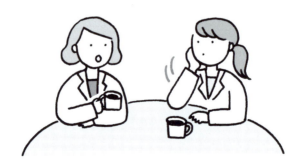

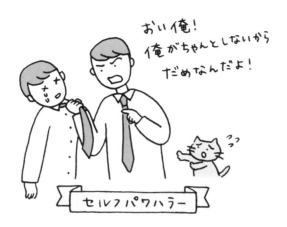

　産業保健においても、精神科と同様に、心理的に追い詰められるリスクはあります。あなたは追い詰められたとき、相談できる環境にいるでしょうか。相談する相手がいないというのであれば、メンタルヘルスの勉強会などに参加して、相談できる場や相談できる相手を見つけておくことが重要です。

　あなたは困ったとき、一人で抱えようとせず「ちょっと聞いてくれる？」と言えるでしょうか。もし言えないというのであれば、言えない理由は何でしょうか？ひょっとしてあなたは、「自分で何でも解決すべきだ」というパワハラ上司を抱えていませんか？

　メンタルヘルスの問題で解決できない問題を一人で抱えると、産業保健スタッフ自身が心のエネルギーを一気に消耗させる危険性があります。ご自身の心のエネルギーを枯渇させないよう、しっかりマネジメントしていくことが求められます。あなた自身が疲れやすいという状況であれば、一度ご自身の心のエネルギーメーターを作成してみるといいでしょう。ご自身のメーターを見ながら、「エネルギーが落ちているからアクセルを緩めなくては」と、心のエネルギーのマネジメントを実践されるとよいでしょう。

産業保健スタッフが常に時間に追われているという状態は、メンタルヘルスケアを行う上で望ましい状態ではありません。メンタルヘルスケアにおける面接対象者が、常に判断しやすい状態にあるわけではありません。「どういう人なのか、よくわからない」という対象者にも当然遭遇します。時間にゆとりがあって初めて、この人の問題点は何だろう？と、じっくり考えることができますが、時間がないとわからない状態をわからないまま抱えるゆとりがなくなってしまいます。その結果、「上司のパワハラが原因でしょ」と安易に納得しようとしたり、「どうせ発達障害なんでしょ」とレッテル貼りをすることで、わからない状態から逃れようとする危険性が高まります。

　恐ろしいことに、この安易な納得、レッテル貼りは意識的にではなく、無意識のうちに行ってしまうリスクがあるのです。よくわからないケースを見る場合は、1回の面接時間を長めにする、面接回数を増やすなど、時間にゆとりを持たせることで、安直な決断を回避することが可能となり、対象者の不利益を招くことを予防することができます。面接をより効果的にするためにも、ご自身の置かれている環境を整備し、いかに精神的、時間的にゆとりを作るかにも目を配っていくとよいでしょう。

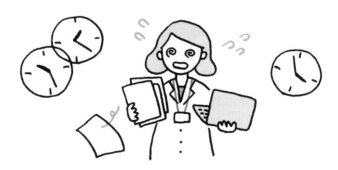

メンタルヘルスケアのだいご味

　みなさんは、メンタルヘルスケアの面接をやっていて、ワクワクする瞬間ってありますか？ 私には 2 つあります。

　1 つは、自信がなく覇気もなかった若者が、仕事に自信を持つのにつれて、生き生きとした姿を見せるようになるときです。産業保健は人の成長を見守るという絶妙なポジションにいるなあと実感します。もう 1 つは、心のエネルギーが低下、消耗して休職に至るもその後復職し、フォロー面接をしていく過程で、エネルギーも十分にたまり、エネルギーマネジメントもできているなと感じたとき、「今後、面接どうしますか？」と私が聞いて、対象者から「自分のモニタリングになるから、もう少し続けたい」と言われたときです。面接の効果を実感されているなと感じ、うれしいものです。

　さらにうれしいのが、モニタリングをしばらく続けますと、「もう面接は大丈夫です」と言われます。そしてこちらも「うん、この人はもう大丈夫」と感じます。この瞬間が何よりもうれしいのです。対象者本人よし、職場よし、産業保健スタッフよしの win-win-win です。本当にこの方は心のエネルギーのマネジメントができるようになったんだなと実感できます。これも成長だと捉えていいと思います。

　精神科医の笠原[17] は、治療の場における患者さんの人格の成長・成熟を取り上げ、「私がこの年齢になっても毎週勇んで

第 5 章　メンタルヘルスケアにおける面接とは

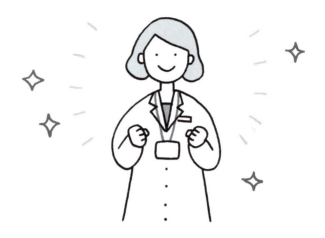

（?）診察に行くのは患者さんに何がしかの人間的変化が今週も起こるかも、と思うからではないかと思うのです」と述べています。私も人の成長を見守ることが一番ワクワクするようです。そして産業保健の現場は、精神科医療の現場以上に、対象者の成長を見守れる場だと感じています。

　みなさん、ワクワクされていますか？

引用・参考文献

1) 厚生労働省／独立行政法人労働者健康安全機構. 職場における心の健康づくり：労働者の心の健康の保持増進のための指針. 2023.
https://www.mhlw.go.jp/content/000560416.pdf

2) 厚生労働省／独立行政法人労働者健康安全機構. 改訂 心の健康問題により休業した労働者の職場復帰支援の手引き：メンタルヘルス対策における職場復帰支援. 2020.
https://www.mhlw.go.jp/content/000561013.pdf

3) 笠原嘉. "第6章 うつ病が少し長引くとき". 軽症うつ病. 東京, 講談社, 1996, 177-8（講談社現代新書）.

4) 笠原嘉. "薬物療法を補完する小精神療法と社会復帰療法". 気分障害の治療ガイドライン. 精神科治療学 第17巻増刊号. 東京, 星和書店, 2002, 79-84.

5) エランベルジェ, HF. "ジャネの心理療法". エランベルジェ著作集2：精神医療とその周辺. 中井久夫訳. 東京, みすず書房, 1999, 3-17.

6) 梶木繁之ほか. 生活記録表を使用した復職支援の標準的方法の開発および効果評価、生活記録表に関する文献調査等および既存の生活記録表の収集と比較検討. 厚生労働省労災疾病臨床研究事業費補助金「メンタルヘルス不調による休職者に対する科学的根拠に基づく新しい支援方策の開発（14070101—01）」平成27年度総括・分担報告書. 2016, 32-52.
https://www.mhlw.go.jp/seisakunitsuite/bunya/koyou_roudou/roudoukijun/rousai/hojokin/dl/27_14070101-01.pdf

7) 難波克行. 調査報告：メンタルヘルス不調者の出社継続率を91.6％に改善した復職支援プログラムの効果. 産業衛生学雑誌. 54（6）, 2012, 276-85.
https://www.jstage.jst.go.jp/article/sangyoeisei/54/6/54_E12001/_pdf/-char/ja

8) 厚生労働省. 労働安全衛生法に基づくストレスチェック制度実施マニュアル. 2021年3月改訂.
https://www.mhlw.go.jp/content/000533925.pdf

9) 太田克也. "統合失調症スペクトラム障害および他の精神病性症候群". 精神障害と看護の実践. 第5版. 出口禎子ほか編. 大阪, メディカ出版, 2022, 40-1（ナーシング・グラフィカ精神看護学②）.

10) 笠原嘉. "精神病理学と人間研究：学会名に「精神療法」の復活を祝して（2007）". 「全体の科学」のために. 東京, みすず書房, 2013, 165-79（笠原嘉臨床論集）.

11) 日本うつ病学会. 日本うつ病学会診療ガイドライン 双極性障害（双極症）2023. 2023年3月1日作成.
https://www.secretariat.ne.jp/jsmd/iinkai/katsudou/data/guideline_sokyoku2023.pdf

12）日本うつ病学会 気分障害の治療ガイドライン作成委員会．日本うつ病学会治療ガイドライン Ⅱ うつ病（DSM-5）／大うつ病性障害2016．2024年3月1日改訂（一部修正）．

https://www.secretariat.ne.jp/jsmd/iinkai/katsudou/data/20240301.pdf

13）大河原眞ほか．調査報告：精神科主治医からの情報提供を充実させるために産業医が依頼文書に記載すべき要素の検討．産業衛生学雑誌．60（1），2018，1-14．

https://www.jstage.jst.go.jp/article/sangyoeisei/60/1/60_17-009-E/_article/-char/ja

14）藤山直樹．"治療設定とは何か"．臨床医のための精神科面接の基本．松木邦裕ほか著．日本精神神経学会精神療法委員会編．東京，新興医学出版社，2015，42-51．

15）森晃爾．"職務適正管理のマネジメントシステム化の重要性"．産業保健専門職・衛生管理者のためのマネジメントシステムによる産業保健活動．東京，労働調査会，2003，31-2．

16）"070 メーガーの3つの質問"．インストラクショナルデザインの道具箱101．市川尚ほか編著．鈴木克明監修．京都，北大路書房，2016，154-5．

17）笠原嘉．"精神医学における内因性概念について今一度：そして薬物療法と小精神療法の併用の勧めも（2013）"．前掲書10．231-48．

https://www.jstage.jst.go.jp/article/sangyoeisei/60/1/60_17-009-E/_article/-char/ja

おわりに

　私が精神科に入局したとき、アメリカ精神医学がどんどん流入してきてはいましたが、その時点ではまだドイツ精神医学や日本の従来診断の流れが残っている状況でした。指導教官から言われたのは「チェックリストなどに頼って『部分』を見てよしとしてはいけない。『全体』を見なさい」というものでした。当時の私は教官の言っている意味がわからず、「チェックリストで十分じゃない？」なんてことを考えていました。しかし、チェックリストにした時点で全体から部分を抽出していることになります。部分を集めても全体には戻りません。この「全体を見る」とはどういうことなのか、ずっと引っかかっていました。

　メンタルヘルスに対して、治療だけではなく予防をやりたいと考えるようになり、産業保健に関わるようになって、驚きました。職場巡視や、対象者・上司との面接を通じて、対象者の業務内容がわかるのです。産業保健とは、エネルギーの消費量の見積もりができる環境だという事実は新鮮な驚きでした。

　精神科医の場合、心のエネルギーが枯渇した人に対して、薬物療法をはじめとして、どうエネルギーを増やすかを考えます。もちろん消費量も考えますが、業務でどの程度エネルギーを消耗するかは現場を見ていないので、漠然としかわかりません。一方、産業保健では、具体的にどういう業務かがわかり、エネルギー消費量の見積もりができるのです。つまり、エネルギーの残量と消費量とのバランスがどうなっているか把握できます。これはジャネの言う、心のエネルギーの貸借対照表を作ることにほかなりません（コラム／ジャネの予言→11p）。

153

精神科医としてはエネルギー残量に注目していましたが、産業保健では消費量まで把握できる、これは精神科に入局したときに言われた「全体を見る」ということに、より近づいているのではないかと思いました。そう考えますと、「全体を見る」ことのできる産業保健という立ち位置は、メンタルヘルス不調を予防するという観点から見ると、絶妙の立ち位置にいることになります。

　「あなたにとって『全体を見る』とはなんですか？」と聞かれたら「心のエネルギーの残量のみでなく消費量まで見積もり、マネジメントすること」と私は答えることになると、本書を執筆してみてあらためて思いました。

　産業保健は対象者の「全体を見る」絶妙な立ち位置にいます。同時に、心のエネルギーマネジメントができるようになるという、対象者の成長を見守ることができます。これほどワクワクする仕事はないんじゃないかと思っています。この本がみなさんのワクワクの一助になれば幸いです。

2024年10月

楠本　朗

執筆者紹介

楠本　朗 （くすもと・あきら）

楠本労働衛生コンサルタント事務所 代表

略歴　2001　鹿児島大学病院 神経科精神科 入局

鹿児島大学大学院医歯学総合研究科精神機能病学分野助教、株式会社リコー専属産業医を経て現在、医療法人陽善会坂之上病院（精神科病院）にて勤務しつつ企業の嘱託産業医を務める

2016　産業医科大学大学院 産業衛生学専攻 修士課程 産業保健経営学 卒業

2021　熊本大学大学院 社会文化科学教育部 博士前期課程 教授システム学専攻 卒業

保有資格　精神科専門医　精神科専門医指導医　精神保健指定医

社会医学系専門医　社会医学系専門医指導医

産業衛生専門医　産業衛生専門医指導医　日本医師会認定産業医

労働安全衛生コンサルタント

産業医科大学特命講師（首都圏専門的産業医等養成支援事業）

費やした時間に対して得られた満足度や効果をタイパ（タイムパフォーマンス）、支払った金額に対して得られる効果や満足度、つまり「費用対効果」をコスパ（コストパフォーマンス）といいます。

メンタルヘルスにおいては、効率的に心のエネルギーを使うエネパ（エネルギーパフォーマンス）が重要になると考えています。

要するにいかに手を抜くかということを常に考えて生きています。

産業保健と看護 別冊

心のエネルギーのマネジメント
－メンタルヘルスケアを「見える化」する

2024年12月1日発行　第1版第1刷

著　者　楠本 朗

発行者　長谷川 翔

発行所　株式会社メディカ出版
　　　　〒532-8588
　　　　大阪市淀川区宮原3-4-30
　　　　ニッセイ新大阪ビル16F
　　　　https://www.medica.co.jp/

編集担当　藤井亜実　井奥享子
編集制作　オフィス・ワニ
装　幀　森本良成
イラスト　楠木雪野
組　版　株式会社明昌堂
印刷・製本　日経印刷株式会社

© Akira KUSUMOTO, 2024

本書の複製権・翻訳権・翻案権・上映権・譲渡権・公衆送信権
（送信可能化権を含む）は、（株）メディカ出版が保有します。

ISBN978-4-8404-8757-3　　Printed and bound in Japan

当社出版物に関する各種お問い合わせ先（受付時間：平日9：00～17：00）
●編集内容については、編集局 06-6398-5048
●ご注文・不良品（乱丁・落丁）については、お客様センター 0120-276-115